SALUD ES RIQUEZA

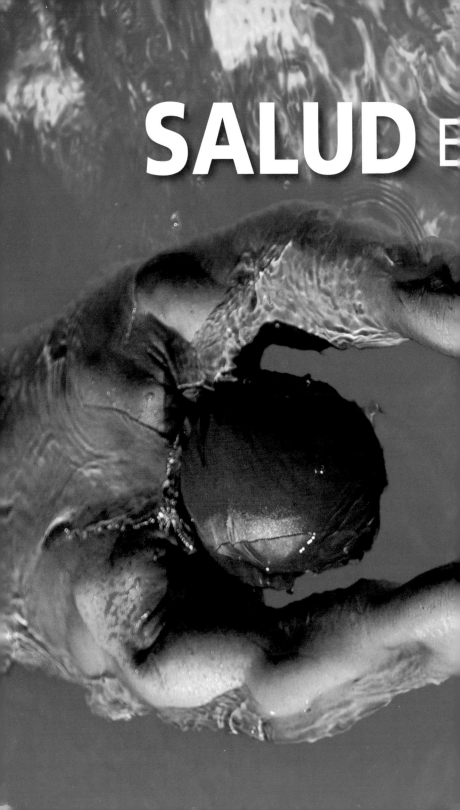

SALUD E

RIQUEZA

NUTRICIÓN PARA EL RENDIMIENTO

PARA LOGRAR

UNA VENTAJA COMPETITIVA

Por
Louis Ignarro, Ph.D.
(Ganador del Premio Nobel de Medicina en 1998
y autor del libro *NO More Heart Disease)*

y
Andrew Myers, N.D.
(autor del libro *Simple Health Value*).

Salud es riqueza

Nutrición para el rendimiento para lograr una ventaja competitiva

escrito por Louis Ignarro, Ph.D. y Andrew Myers, N.D.

Publicado por Health Value Publications.

Diseño de la portada de Cari Campbell, Cari Campbell Design.
Diseño del interior de Nick Zelinger, NZ Graphics.

ISBN 13: 978-1-61389-002-8

Aviso legal

Health Value Publications y los Dres. Ignarro y Myers han diseñado este libro con el fin de proporcionar información sobre el tema tratado. Se vende bajo la premisa de que ni el editor y ni el autor son responsables de la interpretación errónea o el mal uso de la informaciónproporcionada. Se tomaron todas las medidas para que este libro sea lo más completo y preciso posible. El propósito de este libro es educar. Los autores y Health Value Publications no se harán responsables ante ninguna persona o entidad en lo que respecta a pérdidas, daños o lesiones causadas o que se presume fueron causadas directa o indirectamente por la información contenida en este libro. La información incluida en este libro no reemplaza el asesoramiento médico.

No se recomienda el autodiagnóstico. Recibir la atención médica adecuada es vital para tener una buena salud. Si tiene síntomas que indiquen la presencia de una enfermedad, consulte con un médico—preferentemente un naturópata, médico holístico, osteópata, quiropráctico u otro profesional de atención de la salud especializado en terapias naturales. Si actualmente toma algún medicamento recetado, es imprescindible que consulte a su médico antes de suspenderlo.

El Premio Nobel es una marca registrada de la Fundación Nobel. La imagen de la portada de *La salud es riqueza* es el premio real que el Dr. Ignarro recibió en 1998.

La Fundación Nobel no tiene afiliación alguna con los autores con respecto a este libro y no ha revisado, aprobado ni avalado el contenido de *La salud es riqueza*.

Para obtener más información, visite healthiswealth.net.

Impreso en Canadá.

Dedicamos este libro a todos los atletas
que desean lograr su mejor desempeño
y a nuestras familias y amigos por su amor y apoyo.

Contenidos

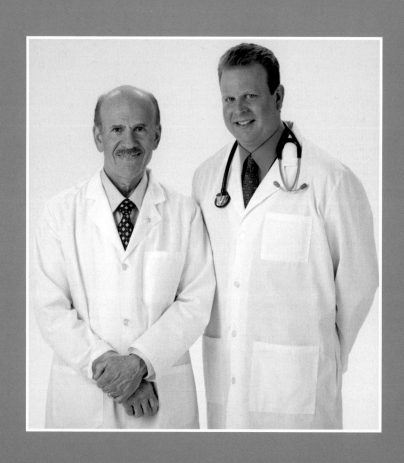

Introducción

USTED ES UN ATLETA. ENTRENA MUCHO. Intenta llevar una dieta balanceada—rica en proteínas magras, grasas saludables, granos enteros, frutas y verduras—para estar saludable y favorecer el crecimiento muscular y la resistencia. Sigue los últimos descubrimientos de la ciencia del entrenamiento para bajar algunos segundos su tiempo en los 10K, levantar algunos kilos más en el press de banca o lograr esos últimos centímetros en el salto vertical que le permitirán —*finalmente*—hacer una volcada. No importa si practica deportes sólo los fines de semana, o bien, es un atleta universitario o profesional, la meta es la misma: lograr el máximo rendimiento de su cuerpo una y otra vez, evitando al mismo tiempo las lesiones.

Pero ¿cómo lograrlo? ¿Cómo hacen los atletas de élite del mundo para sacar de sus cuerpos semejante velocidad, energía y resistencia? ¿Qué saben ellos y usted no? ¿Hay algún secreto?

Sí. La verdad es que el rendimiento atlético óptimo no está relacionado sólo con el talento natural o el entrenamiento incesante. Está relacionado con la *nutrición*. En concreto, se necesita complementar su dieta con los nutrientes correctos para favorecer su rendimiento. Nosotros los llamamos "Nutrientes energéticos." Aunque crea que puede obtener todos los nutrientes que necesita para desempeñarse al máximo de los alimentos que ingiere, la verdad es que es casi imposible lograr eso. Incluso si su dieta es casi perfecta, puede que le falten algunos de los nutrientes clave que, según lo demostrado por la ciencia, son fundamentales para sobrealimentar su velocidad, fuerza, potencia, coordinación y resistencia.

Por eso escribimos este libro. En estas páginas se encuentran los secretos de diez "Nutrientes energéticos" que activarán su potencial atlético. Aprenderá cómo estos nutrientes trabajan a nivel celular para hacer que sus músculos, nervios, huesos, corazón y sistema vascular—cada parte de su cuerpo—funcione con mayor eficiencia. ¿Desea alcanzar el próximo nivel? ¿Desea alcanzar una nueva marca personal en el próximo triatlón o evitar la "pájara"—el bajón físico—en la próxima carrera de 60 millas (96 km)? Tenemos las respuestas.

Por qué la suplementación es importante

Si usted no complementa su dieta todos los días con nutrientes que favorezcan el bienestar de su cuerpo a nivel celular, está dejando su rendimiento en la mesa. Es así de simple. Por supuesto, si no sabe esto, no está solo. Nuestras propias investigaciones y varios estudios externos indican que muchos atletas sobresalientes—incluso atletas profesionales—no son conscientes de la importancia que tiene una suplementación adecuada. Ellos admiten que no entienden cuáles son los suplementos nutricionales correctos para ellos. Así que, no se sienta mal si su suplementación hasta el día de hoy fue una multivitamina diaria—o nada en lo absoluto.

Esta es la visión global: la salud general del cuerpo y el rendimiento óptimo de todos los sistemas del cuerpo pueden alcanzarse sólo si las células funcionan al máximo. Como lo revela un amplio conjunto de investigaciones recientes, hay más probabilidades de que ocurra esto si la nutrición celular se optimiza y si hay abundante óxido nítrico (ON) en el cuerpo. El ON es el corazón y espíritu de este libro. Este nutriente es la base del rendimiento superlativo de virtualmente cada uno de los sistemas más importantes del cuerpo.

Junto con la actividad física y una dieta saludable, la suplementación aumenta losniveles celulares de ON, lo que a su vez aumenta la circulación, mejora la oxigenación y hace que la alimentación de los tejidos sea más eficiente, y esto a la larga se traduce en más energía y mejor producción atlética. Combinadas, ellas forman el Círculo de rendimiento máximo, que luce de la siguiente manera:

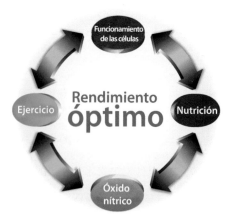

Este círculo es el alma del máximo rendimiento atlético. Si usted le proporciona a su cuerpo la serie de nutrientes apropiados, éste produce más ON y lo utiliza con mayor efectividad, lo que acentúa enormemente el estado de las células que forman cada sistema del cuerpo. Debido a esto, sus células pueden funcionar más cerca de los niveles óptimos. Mientras tanto, la actividad física aumenta los niveles de ON, y el ciclo continúa. El resultado final: un máximo rendimiento atlético y un mayor bienestar de base.

¿Qué queremos decir cuando hablamos de que la función celular está relacionada con la actividad física? Las células de los músculos hacen que las fibras de los músculos se contraigan más rápido y por más tiempo para producir fuerza, potencia (por ej., al saltar jugando al básquetbol), velocidad y energía. Las células nerviosas conducen los impulsos eléctricos a los músculos y articulaciones, para permitir reflejos rápidos y una reacción más rápida. Los osteocitos, o células óseas, proporcionan la base para la adhesión muscular y le dan fuerza y solidez al cuerpo. Las células del sistema digestivo descomponen los alimentos y absorben los nutrientes. Los glóbulos rojos transportan el oxígeno y el alimento a los músculos y órganos. Las células linfáticas limpian los residuos. Las células individuales, que trabajan en conjunto, producen todo lo que hace su cuerpo. Cuando el funcionamiento de las células se encuentra al máximo, pasa lo mismo con el rendimiento.

Piense en el diagrama como si fuera una mesa vista desde arriba. Quite un ingrediente—una pata—y todo el conjunto colapsa. La suplementación con nutrientes energéticos trabaja conjuntamente con la actividad física y una dieta apropiada para maximizar sus niveles de ON y darle al cuerpo todo lo que necesita para responder a las demandas a las que lo somete.

El efecto 3D

Sin suplementación... bueno, posiblemente sabe qué ocurre. ¿Está frustrado por el hecho de que más entrenamiento no conduce a un mejor rendimiento? ¿Se siente lento o confundido mentalmente? ¿Se lesiona con más frecuencia de lo que debería? Hay una razón: no le está dando a su cuerpo los nutrientes que necesita. Debido a que usted es un atleta, necesita una nutrición más contundente que la de cualquier persona muy sedentaria. Usted le exige mucho a su cuerpo los días de entrenamiento, partido o carrera. Su dieta simplemente no está haciendo el trabajo que debería. Sin una suplementación adecuada que proporcione nutrición celular, muchos atletas terminan sufriendo lo que llamamos el **Efecto 3D**.

Ya introdujimos este concepto nutricional en nuestro primer libro, *La salud es riqueza* (www.healthiswealth.net). Describe las tres etapas del **Síndrome de deficiencia de nutrientes**, un proceso que ocurre cuando el cuerpo muestra deficiencias en los niveles suficientes de ciertos nutrientes fundamentales. El **Efecto 3D** consiste en las siguientes etapas progresivas:

1. **Depleción**—Cada sistema biológico requiere niveles mínimos de ciertos nutrientes para funcionar de manera correcta. Cuando no incorpora la cantidad suficiente de un determinado nutriente, los sistemas que dependen de ese

nutriente utilizarán partes de otros sistemas para obtener la cantidad suficiente de dicho nutriente para continuar funcionando—en esencia, desnudar un santo para vestir a otro.

Con el tiempo, sin reabastecimiento, esos depósitos de nutrientes se vaciarán. Cuando eso ocurre, se cruza el umbral de la deficiencia.

2. **Deficiencia** —Se produce cuando el agotamiento crónico de uno o más nutrientes esenciales comienza a causar anomalías en uno o más sistemas del cuerpo a nivel celular. Es posible que no experimente ningún síntoma de estas anomalías aún, pero están allí.

No revisar estas fallas conduce a la disfunción.

3. **Disfunción**—En esta etapa, se ha acumulado suficiente daño celular como para comenzar a experimentar los síntomas de lo que los médicos llaman "enfermedad".

Las personas que sufren de disfunción en sus sistemas musculares pueden experimentar dolor muscular, mientras que las personas con disfunción cardíaca pueden sentir dolor en el pecho o falta de aire, por ejemplo. Debido a que los síntomas parecen haber aparecido de la noche a la mañana, esta es la etapa que la sabiduría convencional considera como el comienzo de la enfermedad, pero, en realidad, es el punto final de un proceso de múltiples etapas que puede durar años y que comienza con una simple carencia de los nutrientes adecuados.

Para los atletas, existe un cuarto tipo de "D", la —**Disminución del rendimiento**. En lugar de experimentar los síntomas de una enfermedad cardíaca o de artritis, usted advierte que no puede rendir al nivel que quiere. No puede aumentar su velocidad o resistencia. No puede saltar tan alto ni levantar tanto peso como alguna vez pudo. Parece que se lesiona con más facilidad y se recupera más lentamente. Su cuerpo siente el bajón físico repentino.

La buena noticia es que el **Efecto 3D** puede revertirse—y revertirlo es asunto simple. Sólo vuelva a incorporar los suministros suficientes de nutrientes energéticos clave necesarios a su cuerpo a través de la suplementación (basada en su propio perfil bioquímico y las demandas del deporte que practica o el estilo de vida que lleva, por supuesto); y verá que los síntomas desaparecen y su cuerpo comienza a sentirse y a rendir al nivel que es capaz. *La salud es riqueza: nutrición para el rendimiento* intenta mostrarle exactamente cómo hacer eso.

Para quién es este libro

En la segunda parte de este libro, encontrará entrevistas sinceras con algunos de los atletas con mejor estado físico del mundo: corredores de ultramaratones, campeones de Ironman™, nadadores del Canal de la Mancha, montañistas, y más. Pero esto no significa que *La salud es riqueza: nutrición para el rendimiento* sea sólo para profesionales de élite o atletas de categoría olímpica. Está muy lejos de eso.

Creamos este libro para educar a cualquier persona atlética y activa—desde el ambicioso atleta de fin de semana y el fanático del gimnasio a los triatletas dedicados de grupos de edad— sobre las maneras en que la nutrición correcta por medio de la suplementación puede optimizar el rendimiento atlético, mejorar la recuperación y la resistencia a lesiones, y mejorar la salud y bienestar total a largo plazo. A continuación, se describe para qué grupo de lectores es ideal este libro y qué pueden aprender de él:

- Para **quienes hacen actividad física los fines de semana** y practican cualquier deporte, desde sóftbol y fútbol hasta tenis a un nivel intenso, *La salud es riqueza: nutrición para el rendimiento* es la clave para conocer los alimentos y suplementos que lo ayudarán a hacer más, jugar mejor que el oponente y evitar los persistentes tirones y esguinces que aparecen con la edad.

- Para los **ejercitadores comprometidos** que entrenan de 5 a 6 días por semana y se enorgullecen de su buen estado físico y salud, *La salud es riqueza: nutrición para el rendimiento* le ofrece información sobre cómo mejorar la salud de por vida al envejecer y, al mismo tiempo, hacerse resistente a lesiones y aumentar sus resultados en el gimnasio.

- Para **quienes levantan pesas** y pasan horas en el gimnasio, *La Salud es Riqueza: nutrición para el rendimiento* aporta una visión sobre el ON, como de otros suplementos que pueden mejorar su capacidad para desarrollar músculos, quemar grasas y volverse más fuerte... por más tiempo.

- Para **atletas amateur comprometidos** que hacen ciclismo, corren maratones, compiten en el Ironman™ o realizan cualquier otra actividad física que les insume muchas horas a la semana, *La salud es riqueza: nutrición para el rendimiento* les proporciona investigaciones científicas invaluables acerca de los alimentos y los micronutrientes fundamentales que pueden optimizar su recuperación, aumentar su resistencia muscular, mejorar su potencia y velocidad y permitirles continuar cuando otros competidores se detienen.

- Para **atletas de categoría profesional e internacional (y aquellos que aspiran a serlo)**, *La salud es riqueza: nutrición para el rendimiento* es una guía científica sobre los nutrientes que la mayoría de los demás atletas de élite no está utilizando—al 100% sustancias legales que les pueden dar una ventaja asegurándoles que su cuerpo está funcionando al máximo y reparando el daño que le causa como producto de las demandas del deporte que practica.

En resumen, este libro puede ayudar a los atletas de cualquier nivel, desde los olímpicos y profesionales a los amateur ambiciosos que quieren ser mejores, a obtener más de su cuerpo y destacarse en el deporte que eligieron y, a la vez, a hacer más para permanecer saludables y activos por más tiempo.

¿Por qué los atletas no están haciendo esto?

Es increíble la cantidad de atletas que pasan por alto este componente fundamental para un rendimiento óptimo, siendo que se trata de algo fácil de agregar a sus rutinas diarias. Entrevistamos a atletas profesionales y amateur de nivel mundial, desde campeones del Ironman™ a jugadores que se encuentran en el Salón de la Fama de la Liga Mayor de Béisbol, y nos dijeron, una y otra vez, que no tomaban muchos suplementos nutricionales, ni tampoco conocían qué era el ON ni qué hacía. ¡Una maratonista nos contó que su plan nutricional estaba basado en la pirámide alimenticia que aprendió en tercer grado!

Esto es parte de una tendencia alarmante. Una encuesta a atletas finlandeses, publicada en el *Journal of the International Society of Sports Nutrition*, sugiere que el uso de suplementos entre atletas olímpicos ha estado disminuyendo. De acuerdo con la encuesta, en 2002, el 81% de los atletas encuestados utilizaban suplementos dietarios; en 2009, sólo el 73% lo hacía— una reducción del 8%. El informe indica que, tanto las inquietudes puritanas,

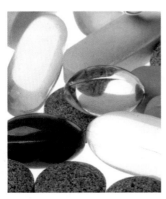

como las preocupaciones por el consumo excesivo de ciertos nutrientes, pueden ser las razones de la disminución.

En un artículo del *New York Times* de principios de 2010, se consultó a atletas acerca de la suplementación. Si bien muchos dijeron entender la necesidad de nutrientes, se mostraban vacilantes con respecto a incorporar píldoras o polvos en su rutina diaria. Los atletas estaban abiertos al consumo de multivitaminas, bebidas energéticas y barras nutritivas, pero eran reacias a incorporar suplementos.

Parte de esta vacilación proviene de no entender exactamente qué suplementos son los mejores—los que aumentan el rendimiento y la energía en comparación con aquellos que crean lo que los críticos de la suplementación llaman "orina caro". En nuestra opinión, eso es ignorancia autodestructiva.

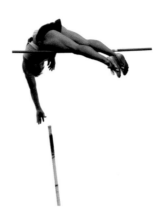

La ciencia demuestra que una nutrición adecuada a nivel celular es, al menos, tan importante para la buena salud y el rendimiento atlético como el entrenamiento de fuerza, el entrenamiento cardiovascular y el tiempo de recuperación. De hecho, es la piedra fundamental para todo lo demás. Haber entrenado lo máximo posible, incorporando suplementos a su dieta con "Nutrientes energéticos" diseñados específicamente para aumentar el crecimiento muscular, la recuperación, la circulación, la eficiencia energética y la elasticidad de las fibras musculares y el tejido conjuntivo, marca la diferencia.

Óxido nítrico: casi milagroso

Los diez nutrientes energéticos que trataremos en profundidad más adelante tienen algo en común: todos influyen en la capacidad que tiene su cuerpo para fabricar o utilizar el ON de manera más efectiva. Este no es un asunto pequeño. El ON es una molécula gaseosa indicadora—no confundir con el óxido nitroso, también llamado "gas de la risa", que recomendamos evitar salvo que vaya al dentista—que, al ingresar al cuerpo, hace que los vasos sanguíneos se dilaten, lo que permite que más sangre, oxígeno y nutrientes lleguen incluso hasta los tejidos más remotos. No es difícil entender cómo este hecho impactaría de manera positiva en el rendimiento atlético y también fomentaría la salud cardiovascular. De hecho, la investigación pionera sobre el increíble impacto del ON en la salud cardiovascular le permitió ganar al Dr. Louis Ignarro, el coautor de este libro, el Premio Nobel de Medicina en 1998.

Investigaciones posteriores han demostrado que el ON no sólo es valioso para tener un rendimiento cardiovascular óptimo y unas arterias coronarias sanas. Ahora, parece que esta molécula tiene efectos beneficiosos en casi todos los tejidos del cuerpo, permitiéndoles combatir enfermedades más eficientemente, mejorar el rendimiento y la resistencia y mejorar la salud general. El ON es una de las sustancias más importantes del cuerpo humano: es lo más parecido a un milagro que la ciencia ha encontrado para potenciar el bienestar y la excelencia atlética. Aún así, es posible que nunca haya escuchado hablar de él.

En su continua investigación desde que ganó el Premio Nobel, el Dr. Ignarro ha descubierto que, de los miles de beneficios de la actividad física regular, el mayor de todos para una salud general es que la actividad física aumenta ampliamente los niveles sostenidos de ON del cuerpo. Cuando usted realiza una rutina de ejercicios intensiva y, luego, le agrega un régimen de "Nutrientes energéticos", que potencian la producción de ON, aumentan la efectividad del ON o protegen al ON de la descomposición química, tiene en sus manos una receta increíblemente poderosa para mejorar el rendimiento atlético, prevenir enfermedades y fomentar el bienestar general. Se trata también de una receta de bajo costo, virtualmente libre de efectos negativos y extremadamente efectiva para personas en todos los niveles de la actividad atlética.

El ON es la molécula "maravilla" que une los beneficios de la actividad física, la dieta y la suplementación. Aumentar y mantener altos niveles de ON en su cuerpo le proporcionará lo necesario para alcanzar el próximo nivel de rendimiento atlético—y nosotros le explicaremos cómo llegar a ese nivel complementando su dieta con diez "Nutrientes energéticos" fundamentales. Si lee este libro, aumentará sus **conocimientos sobre el ON** y conocerá los secretos nutricionales para alcanzar los niveles más altos de rendimiento que ni siquiera los atletas profesionales de nivel mundial conocen.

Investigaciones que relacionan el óxido nítrico con la resistencia

Investigaciones realizadas en la Universidad de Exeter revelan que la ingesta de suplementos dietarios para aumentar significativamente el ON del cuerpo potencia la resistencia durante la actividad física de alta intensidad. Cuando los atletas consumían un suplemento dietario de jugo de remolacha, que tiene un alto contenido de nitrato, que aumenta el ON, sus cuerpos comenzaban a utilizar el oxígeno mas eficientemente durante la actividad física, lo que conducía a un aumento asombroso en el rendimiento. Los estudios indicaron que los atletas de resistencia pudieron ejercitarse hasta un 20% más de tiempo y produjeron de 1% a 2% de mejora en los tiempos de carrera.

Fuente: Nutrition Industry Executive, octubre de 2010

Un conjunto creciente de investigaciones sólidas

Nuestro trabajo está activo y en curso. Aún continuamos revisando nuevas investigaciones sobre las interacciones de los nutrientes dentro de los senderos bioquímicos y los sistemas fisiológicos del cuerpo. Nuestros estudios han dejado al descubierto las relaciones vitales entre nutrientes específicos—proteínas, aminoácidos, antioxidantes y muchos más—y los tejidos sanos. Estas relaciones demuestran un vínculo inequívoco entre la suplementación con nutrientes, los niveles de ON y un rendimiento óptimo. Nosotros también somos atletas, por eso conocemos de primera mano los tipos de "rendimientos sobre las inversiones" prácticos dentro del juego que los atletas buscan.

El resultado es un enfoque simple, de volver a los orígenes, que a la vez es revolucionario. Así que, ya sea que usted lea este libro mientras está en un aparato, dedicándole tiempo a la máquina elíptica en el gimnasio; o tomando un descanso luego de una sesión de levantamiento de pesas o estiramiento, tómese algunas horas y aumente sus **conocimientos sobre la nutrición para el rendimiento**. Podría ser lo mejor que haga por su cuerpo, salud y rendimiento atlético.

Dr. Louis Ignarro
Dr. Andrew Myers

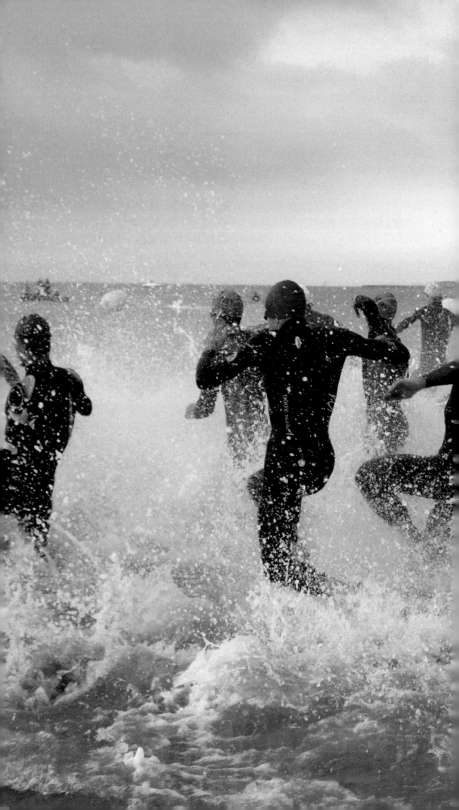

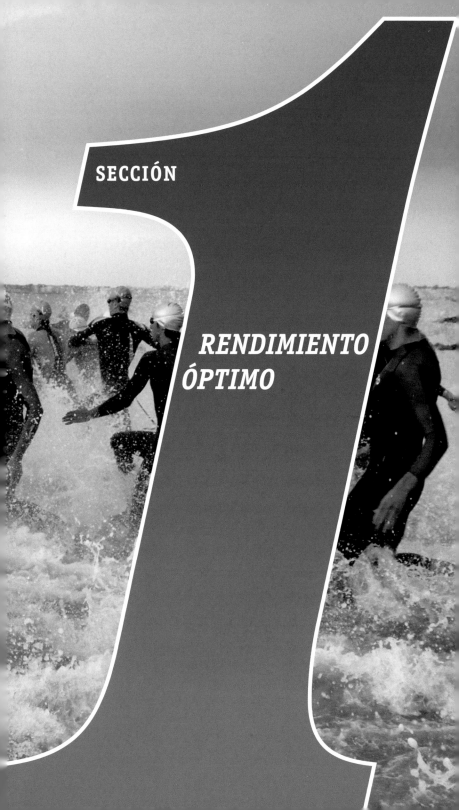

SECCIÓN

1

RENDIMIENTO ÓPTIMO

Capítulo uno
Billones de máquinas increíbles

"Desde mi punto de vista, cada día, las personas hacen una de estas dos cosas: fortalecer su salud o producir enfermedades".

—Adelle Davis, Nutricionista

El cuerpo humano tiene la capacidad de mantenerse saludable y con vitalidad por 100 años, o quizás más, si se lo cuida adecuadamente y se lo alimenta con toda la gama de nutrientes vitales. Desafortunadamente, la mayoría de nosotros no le damos al cuerpo los nutrientes que necesita. Incluso los atletas, que creen estar en total armonía con las necesidades de sus cuerpos, muestran deficiencias. Tal vez piense que complementar una dieta saludable y variada con barras nutritivas y bebidas con electrolitos es suficiente para garantizar el máximo rendimiento. Lamentablemente, no es así.

Para sacarle el mayor provecho a su cuerpo, es necesario tener una visión integral de la nutrición, no sólo de la "nutrición deportiva". La nutrición deportiva es, de alguna manera, un término confuso que se acerca más al marketing que a la ciencia. Nosotros preferimos el concepto de nutrición para el rendimiento, que incluye el enriquecimiento de cada parte de su cuerpo con toda la gama de nutrientes vitales.

La nutrición total del cuerpo es una filosofía que se centra en la restitución y el mantenimiento de las funciones completas de cada una de los billones de células de su cuerpo durante toda su vida. El funcionamiento de sus células determinará cómo será el rendimiento de sus músculos, huesos, órganos y otros sistemas cuando los exija, y éstos controlan si su rendimiento atlético será el que usted desea o no. Por eso, observemos una célula y veamos por qué ansía recibir determinados nutrientes.

La danza compleja de sus células

El cuerpo humano adulto promedio contiene billones de células. El cuerpo de un hombre saludable promedio de 165 libras (70 kg) de 50 años de edad está compuesto de:

- 60 billones de células
- 15 billones de glóbulos rojos (el 25% del total de las células)
- 6 billones *de células endoteliales vasculares* (el 10% del total de las células)

Cada una de esas células es básicamente una planta de energía microscópica que utiliza la mitocondria para convertir la energía de los alimentos en energía química. Dependiendo de la estructura de la célula y de su función en el cuerpo, utilizará la energía con fines específicos—la energía eléctrica que transmite los mensaje por las conexiones neuronales en su cerebro, la energía química que contrae las fibras de sus músculos para que pueda jugar al básquetbol o pedalear en una bicicleta, etcétera.

La actividad física a cualquier nivel—desde caminar al correo hasta correr una maratón— requiere que las células trabajen en perfecta coordinación e involucra virtualmente a cada sistema del cuerpo. Esta es una simplificación exagerada de los procesos bioquímicos que tienen lugar, pero piense en la devolución de un servicio en un partido de tenis. Primero, sus ojos tienen que enfocarse en la pelota de tenis que viaja hacia usted y transmitir la luz reflejada a su cerebro, donde la corteza visual traduce la información a: "El servicio va directo a tu revés". Luego, el cerebro le envía señales, a través del sistema nervioso central, a los nervios periféricos en sus piernas, brazos, hombros, cuello y corazón. Allí, las células liberan glucógeno almacenado para alimentar las reacciones químicas y electrolitos, como el sodio y el potasio, que desencadenan los impulsos eléctricos que hacen que las fibras de sus músculos se contraigan. El resultado: usted tensa, gira y enrolla sus piernas y su sección media y, cuando la pelota llega,—¡PUM! Devuelve el servicio con un punzante revés. Todo esto ocurre en una fracción de segundo con muy poco o nada de pensamiento consciente.

Con cada latido, su corazón envía aproximadamente tres onzas (85 cm3) de sangre rica en oxígeno (2000 galones [9000 l] de sangre por día) a través de 60 000 millas (96500 km) de vasos sanguíneos y capilares microscópicos que alimentan cada órgano, músculo y hueso—como también a las más de 100 mil millones de neuronas en su cerebro, para que pueda pensar claramente. Con una danza compleja como esta ocurriendo cada segundo de sus horas activas (e inactivas) del día, es fácil comprender cuánto depende el correcto funcionamiento celular—y, por lo tanto, el correcto funcionamiento de los diferentes sistemas del cuerpo—de tener el correcto alimento correcto y la materia prima disponible en suficientes cantidades.

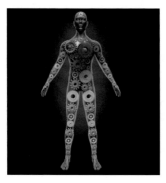

Si a un motor Ferrari (que tiene sólo unos pocos miles de partes móviles) no le coloca una simple bujía, no importará que le haya llenado el tanque con el mejor combustible ni que haya completado el nivel de aceite. No va a funcionar bien. Imagínese lo que ocurre cuando le niega a su cuerpo, que tiene billones de partes móviles, los antioxidantes que necesita para evitar el daño celular o los aminoácidos que necesita para mantener saludable al tejido muscular.

La célula bajo la presión del estrés

La actividad física es estresante. Cuando ejercita cinco o seis días a la semana, está sometiendo su cuerpo a una gran cantidad de estrés. Ahora, en gran parte este estrés puede considerarse "estrés positivo"; es decir, un estrés bueno que desencadena cambios beneficiosos en los tejidos. Con el ejercicio, se expande la capacidad de su sistema cardiovascular, se desarrolla la fuerza muscular, se queman calorías para controlar el peso y se liberan endorfinas para mejorar el estado de ánimo—pero esto no es ninguna novedad para usted. Una de las razones por las que hace actividad física es porque se trata de una de las actividades más sanas que puede hacer por su cuerpo. Pero la actividad física también pone a su cuerpo bajo un "estrés negativo" que, si no se mantiene controlado, puede dañarlo.

Cuando usted hace actividad física, su cuerpo produce radicales libres: electrones desparejados que flotan buscando robarle electrones a las células saludables. Los radicales libres dañan a las células y también al ADN. Usted experimenta este daño celular en forma de dolores musculares, inflamación y lesiones en los tejidos blandos, las articulaciones, el tejido conjuntivo o los huesos. Para combatir este influjo regular de radicales libres, su cuerpo necesita un suministro constante de antioxidantes, que sólo pueden provenir de su dieta. Apórtele a su cuerpo la cantidad suficiente de nutrientes y tendrá mejores probabilidades de permanecer saludable durante un entrenamiento exigente y después de él. Niéguele a su cuerpo lo que necesita y le hará la corte a la fatiga, las lesiones y al rendimiento pobre.

Esto se logra con la suplementación. Es simplemente casi imposible obtener todos los "Nutrientes energéticos" complejos que necesita de una dieta balanceada y saludable que pueda llevar con una agenda atareada. Sin suplementos dietarios, se expone a quedar atrapado en el **Efecto 3D**.

Sus células y el Efecto 3D

El cuerpo de un atleta es realmente un ejemplo asombroso de ingeniería biológica. En parte, esto se debe a que incluso cuando no se le den todos los nutrientes que necesita para rechazar a los radicales libres, sanar el daño en los tejidos y producir niveles suficientes de energía celular, el cuerpo continúa realizando esas actividades. Si piensa en un triatleta que está completando un Ironman™, es imposible que él o ella pueda tener una nutrición adecuada en los últimos kilómetros angustiosos de la competencia. El triatleta se las arregla con determinación y buen estado físico, y su cuerpo está pagando el precio. Por eso es común ver a muchos amateurs y profesionales, en la carpa sanitaria, al finalizar las carreras, recibiendo electrolitos y carbohidratos por vía intravenosa. Cuando se somete al cuerpo a una prueba demasiado exigente sin contar con el combustible que necesita, se debe pagar un precio.

Tal vez usted no quiera ser un Ironman™, pero probablemente desee correr más rápido, saltar más alto, levantar más peso y tener un mejor rendimiento. Eso significa demandarle más y más a su cuerpo. El cuerpo responderá, hasta cierto punto. Pero este es el precio: cuando las células de un sistema no tienen la cantidad suficiente de nutrientes para cumplir con las exigencias a las que se las somete, le quitarán esos nutrientes a otros sistemas, hasta agotar las reservas nutricionales de su cuerpo.

Un perfecto ejemplo de esta situación es lo que ocurre cuando lleva adelante una dieta drástica. Cuando sacude a su cuerpo con un descenso extremo en la ingesta calórica, el cuerpo entra en modo de inanición. La actividad metabólica se reduce y la temperatura del cuerpo baja. Su cuerpo también comenzará a quemar músculos como si fueran combustible. Sin la cantidad suficiente de carbohidratos para impulsar las células y sin la cantidad suficiente de proteínas para reconstruir los músculos, es posible que consuma sus propios tejidos sanos y, en casos extremos, sus propios órganos. Es por eso que los entrenadores físicos aconsejan a sus clientes que consuman más cantidades de los alimentos correctos, no menos.

Las células harán todo lo posible para responder a la presión a la que las somete, pero el costo es esta depleción de nutrientes importantes —y la **Depleción** es la primer parte del **Efecto 3D**. Cuando se continúa exigiendo al cuerpo de manera extrema sin proporcionarle el combustible para hacer frente a esas exigencias, se insiste en el agotamiento de las reservas de nutrientes vitales hasta que se ingresa en la esfera de la **Deficiencia**, donde los tejidos y órganos comienzan a mostrar daños a nivel celular. Si este proceso continúa, la **Disfunción** puede aparecer bajo la forma de lesiones crónicas, debilidad, calambres, desgaste muscular o enfermedades completamente desarrolladas. Por ejemplo, generalmente, los triatletas sufren arritmia cardíaca como resultado de la intensidad del deporte. En algunos casos, estos ritmos cardíacos defectuosos han forzado a los atletas a retirarse e incluso han provocado muchas muertes. Aunque todavía no existen investigaciones sobre esto, es probable que este problema surja, en parte, del agotamiento de los nutrientes clave del cuerpo que están relacionados con la salud cardíaca, como la coenzima Q10 y, potencialmente, el ON.

En pocas palabras, si usted va a someter su cuerpo a la presión de una actividad atlética, debe reabastecerlo por medio de una nutrición estratégica. Y, en contra de la creencia popular, la dieta sola no va a lograr esto.

El significado de la nutrición

La mayoría de nosotros, ya sea que hagamos actividad física o no, tenemos una dieta nutricionalmente deficiente. Sabemos que es difícil comer de manera saludable. Mientras que seguro consumimos suficientes calorías para que nuestro cuerpo siga funcionando—una ingesta baja en calorías casi nunca es el problema de la mayoría de los estadounidenses—, rara vez consumimos cantidades suficientes de alimentos frescos, completos y ricos en nutrientes como para proveernos de una base mínima para el bienestar.

Muchos atletas tienen dietas excelentes, y eso es loable. Pero una dieta saludable no necesariamente le suministra al cuerpo los nutrientes que necesita para compensar las demandas de su deporte. La presión de los entrenamientos exigentes y la competición significa que tiene necesidades nutricionales mayores que las de una persona promedio y, la dieta sola no las satisfacerá. Aunque lleve una dieta increíblemente balanceada, es probable que se encuentre en un pozo nutricional y, seguramente, no es consciente del daño que le está causando a su cuerpo.

¿Come alimentos frescos en la proporción correcta y completa su consumo diario con suplementos? ¿O pasa algunas horas en el gimnasio sufriendo y luego se toma un batido de proteínas? ¿Se saltea comidas? ¿Ingiere la cantidad correcta de proteínas? ¿Está consumiendo suficientes ácidos grasos omega 3? El problema es que, cuando se da cuenta de que existe un problema, ya está experimentando regularmente los síntomas de la **Disfunción**—la punta visible de un estado perjudicial que puede haber tenido por años y que podría tardar el mismo tiempo en revertirse.

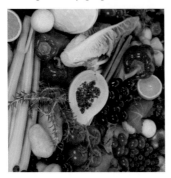

Los "Nutrientes energéticos" no deben reemplazar a los buenos alimentos, en cambio, deben complementar la dieta con los nutrientes adicionales que el cuerpo necesita en la dosis justa. Puede verse y sentirse fantástico. Quizás puede correr kilómetros, recuperarse y correr más. Sin embargo, si no está realizando una complementación con los nutrientes energéticos correctos, tarde o temprano pagará el precio.

Lea cuidadosamente el Manual de usuario.

No importa si corre 5 km por día o entrena para una maratón. Existe una gran diferencia entre estas dos metas, pero los elementos nutricionales que su cuerpo necesita para cumplirlas son muy similares.

La actividad física sigue siendo una de las mejores cosas que puede hacer por su cuerpo. Pero, el objetivo de la actividad física es mejorar el funcionamiento de cada célula del cuerpo. Para poder cumplir con esa funcionalidad, estas células necesitan la nutrición correcta. A las células no les importa si usted hace ciclismo, natación o levantamiento de pesas. Sólo les importa obtener los nutrientes que necesitan en las cantidades correctas.

Su cuerpo soporta muchas cosas: el trabajo, el juego, la actividad física, las trasnoches, el estrés, los malos momentos, la falta de sueño, los alimentos no saludables, las fiestas, las lesiones, la confusión emocional, las toxinas del ambiente y miles de otros desafíos que tiene que enfrentar todos los días. Si su cuerpo incluyera un manual de usuario, la página uno diría que le debe proporcionar el combustible adecuado y debe realizar mantenimientos regulares para que siga funcionando, maximizar su vida útil y optimizar su rendimiento. Considere este libro como el manual de usuario de su cuerpo para tener un rendimiento atlético óptimo. Ahora, hablemos de los nutrientes y de cómo trabajan para darle energía a los sistemas del cuerpo.

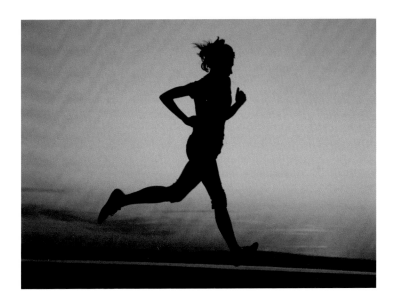

Capítulo dos
Nutrición: mucho más que los alimentos que ingerimos

"Si pudiéramos proporcionarle a cada ser humano la cantidad justa de nutrientes y de actividad física, ni muy poco ni demasiado, habríamos encontrado el camino más seguro hacia la salud".

—Hipócrates

Para todos, pero especialmente para un atleta, la nutrición es mucho más que sólo la ingesta de alimentos. Ya sabemos el dicho: "Somos lo que comemos". Esto da justo en el blanco si lo pensamos desde el impacto de la nutrición a nivel celular. El balance correcto de nutrientes vitales *mejora bioquímicamente* el funcionamiento de las células, lo que conduce al funcionamiento óptimo de los órganos y sistemas del cuerpo. Si la nutrición es pobre—comida chatarra, calorías vacías, una dieta desbalanceada—ocurre todo lo contrario.

Si usted ya lleva un régimen dietario saludable, ha dado un buen primer paso, pero no es suficiente. Investigaciones científicas exhaustivas han demostrado que muchos de los aminoácidos, antioxidantes, vitaminas, minerales y proteínas que son la base de un rendimiento y una salud óptimos *simplemente no están disponibles en los alimentos que consumimos en niveles que puedan proporcionar los máximos beneficios*. En otras palabras, para obtener algunos de los **Nutrientes energéticos** que necesita, en las cantidades que le permitirán al cuerpo funcionar al máximo, es necesario comer grandes cantidades de alimentos en su justa receta en cada comida. Eso no es para nada práctico. En primer lugar, está el impacto calórico. Mas allá de eso, la mayoría de nosotros estamos tan ocupados en nuestra vida diaria que nuestros hábitos alimenticios diarios son cuestionables en el mejor de los casos. Pero lo que realmente hace que una nutrición incompleta sea casi una urgencia para los atletas es la presión que la actividad física ocasiona en sus cuerpos.

¿Vale la pena arriesgarse a sufrir un bajón físico repentino?

Seguramente usted ya ha sufrido un bajón físico repentino. Cuando le exige a su cuerpo más de lo que la energía almacenada puede soportar, éste dice "¡Basta!". El glucógeno que alimenta las reacciones bioquímicas que le brindan energía a los músculos se ha agotado, y no puede dar un paso más. Esto es una consecuencia directa de una nutrición deficiente.

Si le resulta difícil aumentar la cantidad de peso que levanta, lograr mejores tiempos en las carreras pedestres o en bicicleta, o siente que se queda sin energía en la mitad de un entrenamiento intenso, sus células están tratando de decirle algo. Su nutrición no está del todo bien. Un buen ejemplo de esto es la historia de Kevin Everett, un triatleta profesional de Boise, Idaho, que ha competido en muchas carreras de resistencia de élite en todo el mundo. Kevin nos relata una historia del triatlón de larga distancia de las Olimpíadas de 2008, en Florida, cuando sufrió un bajón físico repentino.

"Estaba haciendo una de las mejores carreras de mi vida", dice. "Me bajé de la bicicleta en el tercer o cuarto lugar y todavía estaba entre los diez primeros en el kilómetro 6,5 de la carrera y estaba corriendo bastante bien. Después de eso, no recuerdo más nada".

Kevin se desmayó muy cerca (1/4 de milla o 400 metros) de la línea de llegada. Sus niveles de fosfato estaban completamente agotados y sufrió un descenso peligroso en los niveles de oxígeno en las células.

"Pasé de estar haciendo una buena carrera a estar desmayado al costado del camino", agregó. La experiencia fue tan espantosa que arruinó varios de los meses que siguieron en su temporada de entrenamiento.

Kevin es un atleta de élite pero, como muchos otros, sin darse cuenta pasó por alto algunos de los nutrientes clave que su cuerpo necesitaba para cumplir con las demandas a las que él lo sometía. Como consecuencia de esto, no sólo no pudo terminar la carrera sino que, además, puso en riesgo su salud.

Estrés: bueno y malo

El estrés tiene un nombre feo... en cierto modo. Pensamos que el estrés es el resultado de disparadores emocionales—como deudas, el tránsito y las agendas llenas de actividades—que inundan nuestros sistemas con hormonas, como el cortisol, y nos provocan dolores de cabeza y acidez. Pero el *estrés positivo*, que se define como "estrés que es saludable o que nos da la sensación de realización", es algo bueno, especialmente en los atletas.

Por ejemplo, un artículo publicado en el *New York Times* a mediados de 2010 analizó la correlación entre el estrés que sentían los nadadores antes de una competencia y la forma en que estos atletas utilizaban esa ansiedad como estímulo para desempeñarse mejor. Una adaptación fisiológica a la ansiedad desvía el flujo de sangre del sistema digestivo a los músculos durante el momento de estrés, lo que le proporciona más oxígeno a los músculos cuando éstos lo necesitan.

El entrenamiento de resistencia proporciona estrés positivo al causar desgarros microscópicos en los músculos que se utilizan para levantar el peso. Cuando el atleta descansa después del levantamiento, la reparación de ese daño hace que los músculos crezcan y la masa muscular sin grasa aumente. La actividad física cardiovascular intensa estresa positivamente al corazón forzándolo a que lata mucho más rápido de lo normal. A largo plazo, esto fortalece el músculo cardíaco e inunda el cuerpo con ON, que relaja y expande los vasos sanguíneos, reduciendo la presión arterial y mejorando la salud cardiovascular. La actividad física nos ayuda a quemar calorías, controlar el peso y reducir la resistencia a la insulina, entre otras cosas positivas. El estrés relacionado con el esfuerzo puede beneficiarnos de muchas maneras.

Sin embargo, cuando entrena intensivamente para una carrera, un partido o como parte de un programa de entrenamiento físico en curso, también somete a su cuerpo al *estrés negativo*, o estrés perjudicial. Este tipo de estrés produce muchos de los mismos resultados que el tipo de estrés emocional crónico tan común hoy en día y tan devastador para el cuerpo. La presión arterial aumenta. El corazón late al 80% o 90% de su capacidad máxima. La digestión se hace más lenta ya que el estómago se vacía de sangre para que los músculos puedan utilizar el oxígeno. Es por eso que los atletas de resistencia comen temprano los días de carrera; una digestión deteriorada produce muy poca energía adicional y puede provocarles náuseas. Las glándulas suprarrenales inundan el cuerpo con epinefrina (adrenalina) y cortisol.

Lo que es más importante aún, la actividad física produce un nivel elevado de radicales libres dentro de los tejidos. Si no se las controla, estas moléculas dañan el cuerpo a nivel celular, comprometiendo la integridad de las estructuras celulares e incluso daña el ADN, lo que puede causar cáncer y otros problemas de salud graves. Los antioxidantes (de quienes seguramente ha escuchado) "limpian" estos electrones descarriados y evitan que hagan daño. Los antioxidantes también protegen el ON y mejoran su función y, como leerá más adelante, el ON es la pieza clave de todo el programa de nutrición para un buen estado físico y atlético.

El problema de los radicales libres

Está bien claro que, generalmente, la actividad física es beneficiosa. Todos los sistemas del cuerpo vuelven a la normalidad cuando la actividad física se termina e, incluso, pueden volverse más saludables con el paso del tiempo si entrenamos regularmente. Pero el estrés sigue siendo estrés. Cuando realiza alguna actividad física, está exigiéndole cosas a su cuerpo: le exige a su corazón que bombee más rápido y más eficientemente, a las células que ocupen la glucosa o grasa almacenadas para producir energía, etcétera. Está dañando los músculos, articulaciones y tejidos conjuntivos. Se está exponiendo al daño de los radicales libres. Su cuerpo necesita recuperarse del impacto de este estrés, y para hacerlo requiere suficientes nutrientes en las proporciones adecuadas. Tomar un batido alto en proteínas y comer una ensalada después de una sesión de entrenamiento altamente intensiva de 75 minutos es un buen comienzo, pero nutricionalmente hablando, a largo plazo, eso sólo no va a dar resultados.

A medida que realice actividad física con más frecuencia e intensidad, necesitará más antioxidantes en abundancia para contrarrestar la actividad de los radicales libres. Pero nunca obtendrá la cantidad suficiente, ni siquiera con el programa dietario más saludable. Aunque usted sea un atleta de élite con una dieta fantástica, si no tiene una nutrición complementaria, al final experimentará mesetas en el rendimiento o se lesionará.

Si somete a su cuerpo a exigencias atléticas, y a la vez lucha con una dieta

Antioxidante que neutraliza un radical libre

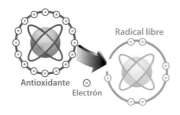

Los nutrientes antioxidantes protegen al cuerpo al neutralizar los radicales libres.

regular, el agotamiento de los nutrientes clave se producirá más rápido y las consecuencias—lesiones graves, mala recuperación, afecciones de salud crónicas—aparecerán con más rapidez y probablemente serán más graves. Rápidamente pasará de la **Depleción** a la **Deficiencia,** y después a la **Disfunción**.

En los atletas, el **Efecto 3D** es la respuesta del cuerpo al estrés relacionado con la actividad física, combinado con una nutrición inadecuada. Como atleta, estresa su cuerpo de maneras que pueden ser saludables, pero únicamente cuando le proporciona a su fisiología lo necesario para desempeñarse, sanarse y recuperarse. Eso se logra con la suplementación. Es lógica pura:

si el funcionamiento de todas las células depende de la nutrición, y la actividad física produce estrés que, con el tiempo, reduce la nutrición del cuerpo, entonces los atletas deben incorporar suplementos para que el rendimiento sea óptimo.

Los suplementos: un suplemento para la dieta

Los suplementos no son alimentos. Ellos mismos forman una clase nutricional. A diferencia de los carbohidratos, las grasas y las proteínas que consume en los alimentos, generalmente, los suplementos no le brindan calorías. Ése no es su trabajo. Los suplementos son sustancias que el cuerpo utiliza para activar reacciones bioquímicas específicas dentro de las células que produce efectos beneficiosos en el cuerpo. Piense en ellos como si fueran el aceite, el refrigerante y el fluido hidráulico que le coloca a su automóvil. Ellos no proporcionan la energía que hace funcionar al motor, pero sí permiten que el motor funcione con más eficiencia, seguridad y productividad. Básicamente, sin ellos el automóvil sería inútil.

Es hora de que dejemos de pensar en los suplementos como si fueran complementos opcionales de nuestra dieta normal y que empecemos a verlos como lo que son, una parte fundamental del programa nutricional esencial de un atleta. Un régimen de suplementación adecuado enriquecerá cualquier dieta y cualquier programa de actividad física. Si practica alguna actividad física extrema de manera regular, ya sea como profesional, como atleta recreativo de alto nivel o como preparador físico, la suplementación es un complemento fundamental en un régimen dietario que ya es óptimo.

Como parte central de su estrategia nutricional de base, un programa de suplementación optimizado para su propia bioquímica le proporcionará más energía durante el día, le dará fuerzas durante su rutina de entrenamiento físico y lo ayudará a recuperarse mejor. Además, repartirá más ON a sus tejidos, lo que sobrealimentará su rendimiento y mejorará su bienestar general.

Usted tiene el poder

¿Desea mejorar su rendimiento en las actividades físicas, fortalecer el corazón, combatir enfermedades y reducir el tiempo de recuperación? Puede hacerlo. No existe un plan alimenticio ni un programa de ejercicios específicos que deba seguir para poder lograrlo. No obstante, deberá conocer sus hábitos alimenticios personales y su ingesta nutricional, y esforzarse para modificarlos si no son los ideales. Pregúntese:

— **¿Salteo comidas?** Si es así, propóngase consumir al menos tres comidas por día. Mejor aún, consuma de cinco a seis comidas más pequeñas, con un equilibrio de carbohidratos complejos, proteínas magras y grasas saludables para obtener un flujo constante de nutrientes y mantener un metabolismo rápido.

- **¿Consumo frutas y verduras frescas, frutos secos, semillas, granos enteros y proteínas magras en cantidades adecuadas?** A lo largo del día, estos alimentos deben constituir la mayor parte de su ingesta de alimentos. Vigile su ingesta de proteínas; cuanto más extenuante sea el deporte que practique o su entrenamiento, más proteínas necesitará para ayudar en la recuperación.

- **¿Consumo al menos de 8 a 12 vasos de 8 onzas (240 cm3) de agua por día si realizo una actividad física?** La hidratación mejora la digestión, la reparación de los músculos y el rendimiento atlético. Además, ayuda a regular la temperatura corporal.
  Para aumentar el suministro y la absorción de nutrientes, debe consumir más agua.

- **¿Consumo demasiada cantidad de grasas, azúcar y almidón, o demasiadas calorías vacías?** Si es así, considere reemplazar estos alimentos por alternativas saludables como frutas y granos enteros.

- **¿Complemento mi dieta con suplementos nutricionales de calidad que ayudan a mi cuerpo a producir más ON?** Esta es la clave para aumentar su rendimiento en las actividades físicas.

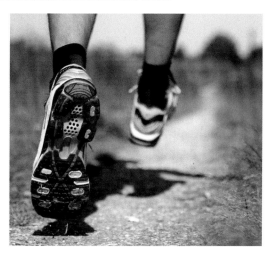

Capítulo tres

Óxido nítrico: los beneficios ocultos de la actividad física

El óxido nítrico (ON) es el impulsor natural del rendimiento que fortalece el corazón, los pulmones, los nervios y todas las células de su cuerpo. También le permite prolongar la duración de la actividad física y esto, a su vez, aumenta los niveles de ON en el cuerpo. Constituye un ciclo virtuoso que puede conducir a un rendimiento atlético superior y a una mejor salud.

Es posible que no haya oído hablar sobre el ON en los medios de comunicación o que su preparador físico o su nutricionista no lo hayan mencionado. También es probable que su médico personal desconozca el tema. Sin embargo, hace años que los bioquímicos y fisiólogos conocen los efectos del ON. En la actualidad, una creciente serie de investigaciones rigurosas revelan que el ON podría ser el nutriente más importante para estimular el funcionamiento celular óptimo, el rendimiento atlético, la salud y el bienestar del cuerpo humano. En 1998, el Comité Nobel consideró que la investigación relacionada con el ON era tan importante que el Dr. Ignarro y otros dos científicos recibieron el premio Nobel de Medicina.

En términos médicos, el ON es una molécula gaseosa y de corta vida que se produce en las células. Una vez liberada en el torrente sanguíneo, le indica al cuerpo que realice determinadas funciones como la vasodilatación, apertura de los vasos y los capilares sanguíneos para incrementar el flujo sanguíneo y enviar oxígeno y nutrientes esenciales a todo el cuerpo cuando más lo necesita. ¿Alguna vez se preguntó por qué a las personas con dolores en el pecho se les receta nitroglicerina? Porque el cuerpo emplea la nitroglicerina para producir altos niveles de ON rápidamente al abrir las arterias coronarias y aumentar el flujo sanguíneo al corazón.

Para el atleta que busca un rendimiento superior, resistencia, fuerza y una recuperación más rápida, la disponibilidad de ON en el cuerpo es realmente importante. Cualquier atleta de resistencia podría afirmar que un triatlón u otro evento que implique un largo recorrido se transforma en una competencia entre las partes del cuerpo debido a la demanda de irrigación sanguínea. La piel quiere que la sangre circule para disipar el calor, pero los músculos demandan oxígeno y los nutrientes que la sangre transporta. Al 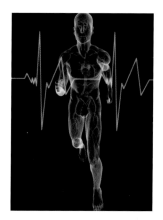 mismo tiempo, el estómago necesita sangre para digerir los alimentos y hacer que los nutrientes estén disponibles en primer lugar. No resulta difícil darse cuenta de que una cantidad abundante de ON, con su capacidad para aumentar la circulación, sería fundamental para el rendimiento atlético.

Pero como las investigaciones están comenzando a demostrarnos, el ON tiene otros beneficios además de los cardiovasculares. Aparentemente, el ON es la "molécula maestra de señalización" en todo el cuerpo y el hecho de mantener niveles suficientes de esta molécula a través de la actividad física y la nutrición no sólo mejora el estado cardiovascular, sino que también optimiza el funcionamiento de cada sistema del cuerpo. Esto conduce a resultados atléticos superiores, mayor bienestar, una mejor calidad de vida e, incluso, la longevidad.

¿Qué es el ON?

Cuando realizamos actividad física, el cuerpo atraviesa un proceso asombroso durante el cual libera ON en el torrente sanguíneo. Como se mencionó antes, el ON es una "molécula de señalización". Su única función es enviar diversas señales biológicas que regulan la actividad de las células e "indicarle" al cuerpo que desempeñe determinadas funciones. Entre algunos de los beneficios que su cuerpo obtiene del ON, se incluyen el aumento del flujo sanguíneo a los músculos y los órganos, y un funcionamiento cardiovascular y pulmonar superior. No obstante, esto no es más que el comienzo. El ON beneficia a casi todas las células y los sistemas del cuerpo.

El ON se produce principalmente en el *endotelio*, que es la capa de las células que cubre la superficie interior de los vasos sanguíneos. El tejido endotelial, que separa la sangre de los músculos lisos de las paredes de los vasos, es sumamente delgado y frágil. ¿Recuerda que antes mencionamos que existen aproximadamente seis billones de células endoteliales en el cuerpo humano promedio? Es fácil entender qué es lo que ocurre cuando una vasta y fundamental red de células obtiene lo que necesita para funcionar al máximo, desde el punto de vista biológico. Cuando el endotelio está bien nutrido, produce niveles óptimos de ON. Luego, el ON se dispersa por medio de las membranas de las células a las células de los músculos subyacentes, lo que hace que las arterias se dilaten y que la sangre fluya sin impedimentos al corazón y a otros órganos.

El ON se produce también en las células nerviosas y controla muchas funciones, como el funcionamiento del sistema gastrointestinal. Cuando el ON se produce en los glóbulos blancos, se puede usar para combatir las bacterias y los parásitos que lo invaden.

¿Cuáles son los beneficios del ON?

Debido a que el ON funciona de forma localizada, libera mil millones de células en todo el cuerpo, mejorando el funcionamiento general. Cuanto más tiempo circule el ON por el cuerpo, mayores serán los beneficios para las células, el sistema cardiovascular, los pulmones, el sistema nervioso y los órganos, y más óptimo será el funcionamiento de todos ellos. Si el funcionamiento de las células es más efectivo, usted podrá producir velocidad, fuerza y rendimiento máximos como parte de sus esfuerzos atléticos.

Además, no sólo los atletas se benefician con los efectos deseables del ON. Por el contrario, esta molécula se está transformando rápidamente en un componente fundamental de un estilo de vida que favorece el bienestar de todas las personas, desde atletas a personas sedentarias. Entre algunos de los beneficios que se producen debido a niveles suficientes de ON se incluyen:

- Ayuda a aumentar la capacidad cardiovascular y la circulación, y mejora el suministro de oxígeno y de nutrientes a las células.

- Ayuda a que las células eliminen los desechos.

- Regula la tonicidad muscular de los vasos sanguíneos y tiene un impacto superior en el control de la presión arterial.

- Evita que las plaquetas sanguíneas formen coágulos, lo que previene los bloqueos del flujo sanguíneo y los ataques cardíacos.

- Favorece la transmisión de impulsos entre las células nerviosas, un proceso denominado neurotransmisión.

El ON contribuye a retrasar la acumulación de *placa aterosclerótica* en los vasos sanguíneos. La acumulación de colesterol y de grasas que reducen la luz de las arterias o las bloquean constituye una de las principales causas de la enfermedad coronaria que, a su vez, conduce a enfermedades como ataques cardíacos y derrames cerebrales. Nuestra investigación sugiere que la capacidad del ON para combatir esta placa contribuye a producir niveles de colesterol saludables si, además, se toman medicamentos que comúnmente se recetan a personas con un nivel alto de colesterol.

El ON también ayuda a que el sistema inmunológico combata infecciones bacterianas, virus y parásitos e, incluso, disminuye el desarrollo de ciertos tipos de cáncer. El ON es fundamental para el funcionamiento de la memoria, ya que el cerebro lo utiliza para ayudar a las neuronas a almacenar y recuperar la memoria a largo plazo y transmitir información. Por su cualidad de agente antiinflamatorio, se está estudiando el ON para determinar su posible función en la reducción de la hinchazón y el malestar producido por la osteoartritis y la artritis reumatoide.

¿Cuál es el origen del ON y cómo se produce?

Aún se desconoce cuánto ON existe normalmente en el cuerpo y cuáles son los niveles óptimos. Esta sustancia gaseosa es difícil de medir debido a que desaparece casi al instante una vez expuesta al aire. No obstante, sabemos que al principio de la adultez temprana, los niveles de ON disminuyen gradualmente. Probablemente, esto se deba al daño de las células endoteliales provocado por factores como el estrés, una dieta con alto contenido de grasas y un estilo de vida sedentario.

Por consiguiente, pocas personas producen ON suficiente para que sus sistemas cardiovasculares funcionen sin complicaciones. A medida que envejecemos, determinadas condiciones metabólicas pueden producir una reducción del ON en nuestros cuerpos, lo que permite que la molécula descienda a niveles inferiores de los que se consideran óptimos. Producimos menos ON cuando el tejido endotelial se daña por la edad, las enfermedades, un ambiente tóxico o una predisposición genética. Es ahí cuando nos volvemos vulnerables a las enfermedades. El estrés, los niveles altos de radicales libres, un estilo de vida sedentario y una dieta inadecuada reducen los niveles de ON. Esto es problemático porque los beneficios del ON— desde mejorar la función cardíaca a combatir infecciones y enfermedades y a disminuir el riesgo de desarrollar diabetes tipo 2— son evidentes y están respaldados por investigaciones científicas. Como dijimos antes, el Dr. Ignarro ganó un Premio Nobel específicamente por sus descubrimientos innovadores sobre los beneficios del ON.

De esta modo, el interés de todos es optimizar la producción y el almacenamiento de esta molécula milagrosa en el cuerpo. Existen dos maneras de lograrlo: actividad física y nutrición. Básicamente:

Actividad física + suplementación nutricional = producción de óxido nítrico (ON)

La actividad física sola aumenta tres o cuatro veces la producción de ON. Cuanta más actividad física realice, más ON producirá su cuerpo. Es posible que esa sea la fuente de muchos de los beneficios de salud sistémicos—o generales —de la actividad física. Sí, es posible que el beneficio a largo plazo más importante que tiene la actividad física sea la elevación crónica de los niveles de ON y los efectos cascada positivos que genera. Cuando el cuerpo produce ON, otros nutrientes energéticos como los antioxidantes, la L-glutamina, la coenzima Q10 y los ácidos grasos esenciales lo protegen del daño de los radicales libres y garantizan que los sistemas que lo necesitan lo utilicen con la mayor eficiencia y efectividad.

La actividad física regular y una infusión regular de nutrientes por medio de una dieta y de la suplementación funcionan de manera sinérgica para brindarle a su cuerpo todo lo que necesita para producir y mantener niveles óptimos de ON en los tejidos. Practicar sólo 20 minutos de ejercicio aeróbico tres veces por semana mejorará la producción de ON. No obstante, si usted es atleta, probablemente ya se esté ejercitando más allá de estos niveles mínimos. Sin embargo, con sólo destinar una hora a la semana a una actividad que incremente su frecuencia cardíaca, estimulará sus niveles de ON.

También hemos descubierto nuevas estrategias nutricionales que todas las personas, independientemente de que sean atletas, pueden emplear para incrementar la producción de ON. Nuestros cuerpos pueden sintetizar el ON del aminoácido L-arginina, que se encuentra en alimentos ricos en proteínas y que es utilizado por todas las células del cuerpo. Existen estudios que demuestran que este aminoácido es el precursor principal del ON en el cuerpo y que aumentar la ingesta de L-arginina incrementa la producción de ON. Por esta razón, el aminoácido L-arginina es uno de los nutrientes energéticos clave que recomendamos.

Dado que la L-Arginina se encuentra presente en una dieta proteica, ¿si consumimos muchas más proteínas, obtendremos lo que necesitamos? En verdad, no. Para ingerir la L-arginina en la cantidad necesaria para impulsar la producción de ON, tendría que consumir grandes cantidades de carne y otros alimentos con alto contenido de proteínas. Esto no es fácil, especialmente si entrena e intenta mantener un peso de competición. Además, la L-arginina tiende a ser más *biodisponible*— es decir, más accesible a las células —cuando se consume junto con el aminoácido L-citrulina. La complejidad de una adecuada nutrición rica en ON es la razón por la que la suplementación nutricional constituye un componente irremplazable de su plan de rendimiento.

El óxido nítrico aumenta el flujo sanguíneo.

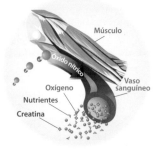

Al incrementar el flujo sanguíneo, el óxido nítrico ayuda al suministro de oxígeno y nutrientes (como la creatina) a los músculos.

Si se consumen suplementos alimenticios y nutricionales de calidad—incluidos los antioxidantes como la vitamina C y E y el selenio—formulados para la potencia correcta, el cuerpo recibe los elementos que producen y mantienen niveles saludables de ON. De esta manera, aumentan las propiedades beneficiosas. Esta es la razón por la que la actividad física, la dieta y la suplementación deben formar parte en conjunto del régimen diario de cualquier atleta que verdaderamente quiere alcanzar el rendimiento máximo de su máquina maravillosa.

El ON y el rendimiento

Teniendo en cuenta lo antes mencionado, hablemos ahora del ON y el rendimiento atlético. Un aumento en el suministro de ON en el cuerpo acelera la expansión de los vasos sanguíneos y produce un flujo sanguíneo mejorado en todo el cuerpo. Esto significa que el aporte de nutrientes como aminoácidos, glucosa y oxígeno a las fibras musculares es más rápido y más efectivo. Esto contribuye a que los músculos funcionen mejor y se recuperen más rápido y, al mismo tiempo, se facilita la eliminación de productos de desecho como el ácido láctico y el dióxido de carbono que pueden disminuir el rendimiento.

A medida que aumenta el nivel de la actividad física, la demanda nutricional también aumenta. Su cuerpo pide más ON, pero si no cuenta con la base nutricional para permitir que su cuerpo produzca la cantidad de la molécula que necesita, no tendrá la fuerza necesaria para cumplir con las exigencias cuando llegue el momento. Esta puede ser la diferencia entre ganar una carrera y no poder terminarla, o entre subir arrastrándose y lograr llegar a la cima de la pared de la roca o abandonar por estar agotado.

La investigación demuestra que combinar el consumo de nutrientes que fomenten la producción de ON con una dieta que favorezca el desarrollo de ON y con un entrenamiento regular produce ciclos de carrera y de ciclismo más rápidos, menos fatiga y una recuperación más rápida después de un entrenamiento o una lesión. Por ejemplo, la coenzima Q10 aumenta la producción de energía celular y protege el músculo cardíaco. Los ácidos grasos omega 3, como los que se encuentran en el aceite de pescado, ayudan a mantener saludable la estructura de la membrana celular y su función. Además, favorecen el ritmo cardíaco saludable, algo que es de sumamente importante para los atletas de resistencia que pasan muchas horas en la pista de carrera. La glucosamina favorece la salud de las articulaciones, ya que contribuye a la prevención de lesiones y, de este modo, mejora el rendimiento deportivo. La vitamina D ofrece una variedad de beneficios, sobre los que todavía estamos aprendiendo, que van desde una mejor salud cognitiva a una mejor salud del sistema inmunológico. Si desea obtener más información sobre los beneficios de la glucosamina y la vitamina D, consulte el libro *Health is Wealth: 10 Power Nutrients That Increase Your Odds of Living to 100 (Heath Value Publications, 2009)* o visite el sitio web www.HealthisWealth.net. Tomados en conjunto, los nutrientes energéticos aumentan el bienestar y el rendimiento *total* del atleta.

Piense en su rutina de ejercicios. Independientemente de la actividad que realice, —levantar pesas, correr, nadar, andar en bicicleta, practicar deportes en equipo, etc.— los músculos de su cuerpo necesitan nutrientes y oxígeno para continuar bombeando sangre y trabajando duro. Esto requiere un aporte de sangre generoso. Imagine lo que pasaría si estuviera en el medio de una rutina en el press de banca con una pesa de 250 libras (113 kg) y su flujo sanguíneo se redujera a la mitad de repente. Las consecuencias serían terribles.

No tendrá que preocuparse por esto mientras ejercita la parte superior del cuerpo, siempre y cuando las células de los vasos sanguíneos liberen ON, lo que le indica a las arterias y las venas que deben dilatarse o contraerse para enviar sangre y nutrientes al lugar donde se necesitan en ese momento. De esta manera, el ON ayuda a regular su capacidad para hacer actividades físicas intensas y, además, le brinda el potencial (junto con los nutrientes adecuados de los alimentos saludables) para llegar a niveles superiores de rendimiento según sea necesario.

Para el verdadero atleta, pero también para el atleta de fin de semana, el fanático del gimnasio o para la persona que juega sóftbol en el equipo del trabajo, el ON es la clave para obtener los máximos beneficios de los entrenamientos, prevenir lesiones y "transformarlo en fuerza" cuando hay presión, ya sea en la etapa de ciclismo de un triatlón, el último cuarto de un partido de básquetbol o el final de una larga y extenuante clase de artes marciales. Es una relación yin y yang: la actividad física y la nutrición contribuyen a mantener los niveles óptimos de ON en el cuerpo y, a cambio, el ON nutre el cuerpo y le permite a usted continuar entrenando y produciendo más y más ON. Si incluye el poder de los suplementos como parte de una solución nutricional completa e integral, estará un paso más cerca de obtener el rendimiento que desea de su cuerpo.

Ser un "atleta" es sólo una manera de describirlo. Usted también es una persona que desea tener una salud de hierro y una vida larga y feliz. El ON y la actividad física pueden hacer la diferencia. Analicemos de qué manera.

"Muchas personas destinan su salud para ganar riquezas, y luego tienen que destinar su riqueza para recuperar la salud".
– A.J. Reb Materi

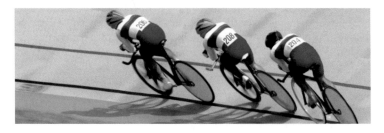

Capítulo cuatro
Los beneficios de la actividad física: la salud es igual que la riqueza

"El movimiento es una medicina para lograr un cambio en el estado físico, emocional y mental de una persona."

—Carol Welch

¿Por qué debemos hacer actividad física? El mensaje que asegura que la actividad física es beneficiosa está en todas partes. Ahora bien, ¿por qué es una herramienta tan poderosa para promocionar no sólo un rendimiento atlético excelente sino también la salud, la longevidad y la calidad de vida? Sí, el entrenamiento de resistencia conduce a tener músculos más grandes y una mayor masa corporal magra. Sí, la actividad física regular aumenta el metabolismo, quema más calorías y nos ayuda a mantener un peso saludable. Sin embargo, parece que la actividad física hace muchísimo más que eso. ¿Por qué?

En este capítulo, analizaremos el mecanismo que subyace los increíbles beneficios de la actividad física. Además, analizaremos cómo la actividad física, combinada con una dieta y una suplementación de calidad, puede crear depósitos vitales en nuestra cuenta bancaria biológica al aumentar las posibilidades de tener una vida duradera, activa, atlética, próspera y agradable.

¿Cómo la actividad física cambia el cuerpo?

Debido a que usted es un atleta, tiene más conocimientos que una persona común sobre el efecto positivo de la actividad física. Según el tipo de ejercicio físico y deporte que haga, podrá gozar de tener más velocidad y resistencia, fuerza superior, un mejor estado de ánimo, un cuerpo musculoso y magro o un estado mental más lúcido que las personas que son relativamente sedentarias. Sin embargo, las maravillas de la actividad física no son sólo para los atletas. Con sólo incorporar algún tipo de movimiento en su vida al caminar, subir las escaleras y hacer trabajos en el jardín, obtiene beneficios saludables aunque no parezcan tan evidentes.

A continuación, se detalla una lista de los efectos positivos que la actividad física regular puede producir en su cuerpo según el tipo, la duración, la intensidad y la regularidad de los ejercicios físicos que haga:

¿Por qué debemos hacer actividad física?

- Niveles más altos de óxido nítrico
- Mayor frecuencia cardíaca—mejora la capacidad del corazón para contraerse durante la actividad física
- Mejor circulación
- Menor presión sanguínea
- Más fuerza muscular y flexibilidad
- Más uso de insulina —que reduce el riesgo de contraer diabetes tipo 2
- Mayor tonicidad muscular
- Más masa corporal magra y mejor control del peso
- Más energía
- Aumento del colesterol HDL ("bueno")
- Mejor digestión y eliminación de desechos
- Menos índices de depresión
- Mayor rendimiento sexual
- Mejor estado de ánimo
- Retraso o prevención del envejecimiento celular
- Prevención de muchos tipos de cáncer
- Mayor movilidad y lubricación de las articulaciones —reduce el riesgo de desarrollar osteoartritis
- Mayor capacidad respiratoria y resistencia cardiovascular
- Mejor coordinación neuromuscular y equilibrio
- Sistema inmunológico más fuerte y resistencia a las enfermedades
- Mayor flexibilidad y fuerza en la zona media
- Más energía corporal y velocidad
- Huesos más fuertes y menos riesgo de desarrollar osteoporosis
- Reducción de los niveles de estrés
- Más poder de concentración y mejor funcionamiento mental
- Mejor conciliación del sueño
- Menos ansiedad
- Sensación de bienestar

Fuente: *The Guidelines For Exercise Testing And Prescription* del American College of Sports Medicine (ACSM).

La actividad física reduce los factores de riesgo para la enfermedad coronaria, la diabetes, la osteoporosis e, incluso, la depresión. Existen estudios que demuestran que aumenta la longevidad y mejora la calidad de vida. Muchas de estas mejoras increíbles se deben, en gran parte, a la acción del ON. Durante años, los científicos, entrenadores físicos y atletas, por igual, fueron conscientes de que la actividad física producía muchos cambios positivos en la fisiología, pero no entendían realmente por qué. ¿Todo tiene que ver con la pérdida de peso? La actividad física mejora la función cardiovascular y la presión sanguínea, pero ¿de qué manera?

Gracias a las numerosas investigaciones realizadas sobre el ON, tenemos las respuestas. Esta molécula, sumada a la actividad física y a una dieta saludable, aumenta la circulación y mejora la salud del corazón y los vasos sanguíneos. Aumenta la transmisión de señales nerviosas y mejora el estado de ánimo. Optimiza la efectividad del sistema inmunológico para combatir enfermedades. Activa los mecanismos antiinflamatorios del cuerpo y, de esta manera, ayuda a prevenir la artritis y a reducir la inflamación en las arterias, lo que se considera uno de los principales factores de riesgo para los ataques cardíacos y derrames cerebrales. Esto constituye gran parte de la razón por la cual la actividad física no sólo mejora su apariencia y movilidad, sino que también contribuye a que se sienta mejor y más saludable.

Si bien la actividad física ofrece algunos de sus poderosos beneficios al aumentar el índice metabólico, desarrollar los músculos, aumentar la movilidad y mejorar la flexibilidad, muchos de los beneficios que tratamos se deben, en gran parte, a la abundancia de ON que el cuerpo experimenta cuando la actividad física intensa se alimenta con una nutrición suplementaria integral.

Beneficios específicos de la actividad física

Podemos clasificar la actividad física en tres grandes categorías: entrenamiento de fuerza (levantamiento de pesas, entrenamiento de la zona media), acondicionamiento cardiovascular (actividades como correr, andar en bicicleta y hacer ejercicios aeróbicos) y entrenamiento de flexibilidad (yoga, estiramiento). Como atleta, probablemente participe en las actividades de las tres categorías. Analicemos las formas específicas en las que cada uno de estos entrenamientos favorece la salud y el funcionamiento óptimos:

Entrenamiento de fuerza
- *Mantiene la fuerza y la energía.*
- *Aumenta la masa corporal magra.*
- *La fuerza de la parte media previene la aparición de problemas en la espalda.*
- *Aumenta el índice metabólico hasta un 15%, lo que contribuye al control de peso.*
- *Previene la osteoporosis.*
- *Aumenta la resistencia a la tracción de los ligamentos.*
- *Aumenta la resistencia a la tracción de los tendones.*

Acondicionamiento cardiovascular

- *Mejora la entrada de oxígeno.*
- *Aumenta la eficiencia del uso de oxígeno del cuerpo.*
- *Aumenta el rendimiento cardíaco y su eficiencia.*
- *Aumenta el volumen de la sangre.*
- *Mejora la resistencia.*
- *Mejora la salud y la capacidad pulmonar.*
- *Reduce la presión arterial y disminuye la frecuencia cardíaca en reposo.*
- *Mejora la proporción de colesterol (HDL/LDL).*
- *Aumenta la sensibilidad a la insulina.*
- *Mejora la circulación hacia los músculos activos.*
- *Disminuye los síntomas de la ansiedad y la depresión.*

Entrenamiento de flexibilidad

- *Mejora la amplitud de los movimientos.*
- *Reduce el riesgo de sufrir lesiones.*
- *Reduce el dolor muscular después del entrenamiento.*
- *Mejora la postura.*
- *Mejora la circulación hacia los músculos.*
- *Mejora la coordinación neuromuscular.*
- *Mejora el equilibro.*

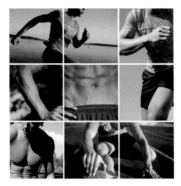

En síntesis, dentro de estas tres grandes subcategorías de la actividad física, en todas sus variedades infinitas de movimientos, aparatos, beneficios y rutinas, usted cuenta con los secretos para lograr el nivel máximo de salud para cada sistema del cuerpo, incluso para el nivel celular. La actividad física no sólo es la clave para lograr el máximo rendimiento atlético, sino que también es la fuente de la juventud. Es decir, si continúa dándole a su cuerpo lo que necesita.

Hasta los atletas envejecen

Como atleta, usted no forma parte del estadounidense promedio. Probablemente, su condición física sea un 90% superior a la del resto de las personas que lo rodean. Ahora bien, ¿piensa continuar con su rutina de ejercicios toda la vida? Hasta los atletas envejecen, se enferman y contraen enfermedades. No obstante, si continúa haciendo actividad física saludable y mantiene buenos hábitos alimenticios durante toda la vida, aumentará increíblemente sus posibilidades de disfrutar años o décadas de una vida saludable y activa.

Además, al reducir la necesidad de atención médica costosa a medida que envejece, la actividad física regular (junto con una nutrición adecuada), puede ahorrarle decenas o cientos de miles de dólares. Como detallamos en *La salud es riqueza*, las elecciones preventivas de su estilo de vida, como hacer actividad física regularmente, pueden evitar que tenga que someterse a algunas de las intervenciones médicas más costosas. ¿Cuánto dinero ahorraría al no tener que necesitar jamás un bypass coronario, una artroplastia de rodilla, estatinas costosas, una angioplastia o antidepresivos recetados? ¡La salud sí que es igual que la riqueza!

Beneficios fisiológicos específicos de los atletas de la actividad física regular

1. Aumento de la respuesta fisiológica adaptativa
2. Aumento de la capacidad para realizar actividad aeróbica
3. Disminución de los depósitos de grasa corporal
4. Aumento de la densidad capilar y del flujo sanguíneo hacia los músculos activos
5. Disminución de la frecuencia cardíaca en reposo
6. Aumento del retorno venoso
7. Aumento del umbral de lactato
8. Aumento de la capacidad de difusión pulmonar
9. Aumento del nivel máximo de ventilación
10. Aumento del gasto cardíaco máximo
11. Aumento del consumo máximo de oxígeno
12. Aumento de la movilidad y del uso de la grasa almacenada

Fuente: *The Guidelines For Exercise Testing And Prescription* del American College of Sports Medicine.

Sin embargo, probablemente resulte imposible disfrutar de los beneficios del bienestar a largo plazo que ofrece la actividad física a los setenta años, a los ochenta años o más, a menos que le dé a su cuerpo lo que necesita para recuperarse y sanarse a sí mismo durante toda una vida de nutrición adecuada. El estrés de los años de entrenamiento de fuerza y de acondicionamiento aeróbico enérgicos pueden reducir drásticamente los niveles celulares de nutrientes vitales, lo que conduce al Efecto 3D y a la disfunción de los sistemas del cuerpo. Una mala alimentación puede transformar los aspectos positivos de la actividad física en negativos: fracturas por fatiga, esguinces, desgarros, arritmias, entre otras. Para prevenir estas consecuencias y poder continuar con la actividad física regular, deberá incorporar los nutrientes energéticos a su régimen nutricional habitual…para siempre.

La biodeuda y la biorriqueza

Hacer depósitos regulares de nutrientes esenciales en la cuenta de su cuerpo, lo ayudará a combatir las enfermedades o lo que llamamos **biodeuda**. Desarrollamos este concepto en nuestro último libro debido a que, desde la perspectiva de una ciencia médica natural basada en nutrientes, consideramos que la enfermedad es en realidad una disfunción terminal que se produce después de que determinados sistemas del cuerpo sufren una reducción extrema de los nutrientes vitales durante un largo periodo de tiempo. Debido a una mala alimentación, el estrés, un estilo de vida sedentario, la contaminación, el hábito de fumar y otras causas, muchos estadounidenses se pasan años agotando sus propios depósitos de antioxidantes, vitaminas, minerales y fitoquímicos vitales. Después de la Depleción, se produce la Deficiencia; es decir, los sistemas comienzan a fallar. Finalmente, esas disfunciones se vuelven tan importantes que las experimentamos en forma de síntomas: dolor de pecho, fatiga, fracturas, dolor en las articulaciones, insomnio, etc.

Después de extraer los nutrientes energéticos de la cuenta de su cuerpo durante tanto tiempo (sin reponerlos), su "saldo" está casi en cero. Como consecuencia de ello, usted está en **biodeuda**. Consideramos que este es un nombre más preciso para la enfermedad ya que refleja la verdadera causa de la mayoría de las enfermedades: una deficiencia crónica y a largo plazo de los nutrientes clave, lo que conduce a una disfunción biológica. Por eso a la enfermedad vascular la llamamos *disfunción endotelial*; el funcionamiento de la capa arterial o el endotelio no es óptimo. Esto hace que las arterias se contraigan, se inflamen y se obstruyan debido a la acumulación de placa. Además, para nosotros la obesidad es una *disfunción metabólica*, la depresión es una *disfunción neuroquímica*, y así sucesivamente.

Como atleta, es posible que su estado de salud actual sea mejor que el de las personas que no hacen ninguna actividad física. No obstante, usted también está pidiéndole más a su cuerpo—y extrae más nutrientes vitales de la cuenta biológica. Si esa cuenta no se repone regularmente con el paso de los años, lo más probable es que contraiga una **biodeuda**, independientemente de su buen estado físico. Recuerde que la actividad física y la —alimentación y la suplementación—se complementan entre sí. Mientras más nutrientes vitales extraiga a través del entrenamiento atlético y los deportes, más deberá depositar por medio de alimentos, batidos y cápsulas.

Algunas veces, como pasa con una deuda financiera, la **biodeuda** puede revertirse. Sin embargo, cuanto más haya avanzado la deficiencia, más será el tiempo que tardará una infusión de nutrientes para revertir el daño celular que se ha acumulado durante años. A veces, el daño es irreversible. Ni toda la coenzima Q10 del mundo podrá rehabilitar un músculo cardíaco devastado por años de descuido, obesidad y diabetes.

A medida que envejece, con el deseo de mantenerse activo y en forma, es mucho mejor lograr el estado que llamamos bioriqueza. Como podrá imaginarse, esto es lo opuesto al concepto de **biodeuda** y es nuestro término para describir el bienestar general del cuerpo. Cuando usted se encuentra en el estado de bioriqueza, constantemente realiza depósitos de nutrientes energéticos en su cuenta biológica por medio de una dieta y suplementos, además de disfrutar de la amplia variedad de beneficios que le ofrece la actividad física regular. Con el depósito suficiente de químicos vitales, sus células pueden funcionar de forma óptima y le darán lo que necesita para alcanzar el rendimiento máximo y mantener la salud a nivel celular a largo plazo.

Lograr un estado de bioriqueza consiste en *evitar* que se produzcan enfermedades y discapacidades. Se trata de un estado integral de función óptima, donde todas las células de todos los sistemas tienen lo que necesitan para funcionar al máximo todo el tiempo que sea posible. Los atletas que se encuentran en un estado de bioriqueza no sólo rinden mejor en sus competencias, sino que también pueden seguir compitiendo durante décadas, mucho tiempo después de que muchos estadounidenses se hayan resignado a una vida en el sofá o en el consultorio del médico. ¿Ha visto a esas personas de ochenta años que participan en triatlones de Ironman ™ y en competencias deportivas mostrar sus pectorales y cuadriceps? Puede estar seguro de que estas personas se encuentran en un estado de bioriqueza.

Nacimos para movernos

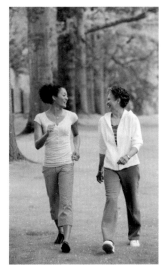

Un estudio realizado por el Departamento de Nutrición de la Harvard School of Public Health y el Brigham and Women's Hospital realizó un seguimiento de 115 000 mujeres durante un período de 24 años para determinar cómo el nivel de actividad física y de grasa corporal de una persona podían ser indicadores de una muerte prematura. Los investigadores descubrieron que un nivel alto de actividad física no eliminaba el riesgo de una muerte prematura asociada a la obesidad y que el hecho de ser delgado no eliminaba el riesgo de mortalidad asociada a la inactividad. En otras palabras, la **longevidad es sinónimo de mantenerse activo *y* delgado** a la vez.

Frank Hu, el autor principal del estudio y profesor adjunto de nutrición y epidemiología en la Harvard School of Public Health, considera que las personas deben ser lo más activas posible, independientemente de cuál sea su peso. Sin embargo, es igualmente importante mantener un peso saludable y evitar los aumentos de peso por medio de la alimentación y el estilo de vida.

Nacimos para movernos. Un estilo de vida sedentario estimula la **biodeuda**. Un estudio realizado por la University Medical Center, en Róterdam, y publicado en *Archives of Internal Medicine*, reveló que una rutina diaria de ejercicios físicos podría agregar casi cuatro años a la esperanza de vida normal. Esta noticia es excelente para los atletas, que ya participan de programas de entrenamiento físico diarios o casi diarios.

La actividad física también desempeña un papel muy importante en la prevención del desarrollo de enfermedades, en parte porque aumenta los niveles de ON, lo que mejora la función inmunológica y reduce la inflamación. Observe estas estadísticas increíbles:

- En más de 60 estudios, se sugiere que las mujeres que realizan actividad física regularmente tienen 20% a 30% menos posibilidades de sufrir cáncer de mama, a diferencia de las mujeres que no hacen ninguna actividad física.

- El cáncer colorrectal ha sido uno de los tipos de cáncer más estudiados en relación con la actividad física, con más de 50 estudios que analizan esta relación. En muchos de ellos, se ha descubierto sistemáticamente que los adultos que aumentan su actividad física pueden reducir el riesgo de desarrollar cáncer de colon en un 30% a 40%—en relación con aquellas personas que son sedentarias—independientemente del índice de masa corporal.

- Al menos en 21 estudios, se ha analizado el efecto de la actividad física en el riesgo de contraer cáncer de pulmón. En general, estos estudios sugieren una asociación inversa entre la actividad física y el riesgo de cáncer de pulmón, donde las personas que realizan más actividad física experimentan una reducción del riesgo de un 20%.

Además, la actividad física puede ayudar a prevenir el proceso de envejecimiento a nivel celular. El ganador del Premio Nobel ha descubierto que, aparentemente, la actividad física reduce la degeneración de los *telómeros*, que forman parte de cada cromosoma. Los telómeros son secuencias del ADN que determinan cuántas veces se puede dividir una célula determinada. Cada vez que una célula se reproduce—para construir un nuevo tejido muscular, por —ejemplo, el telómero se acorta un poco. Cuando desaparece, la célula ya no puede dividirse más y se pierde un poco de información genética. Finalmente, los tejidos no pueden repararse ni reconstituirse y, como consecuencia de esto, se producen lesiones y enfermedades. En la actualidad, los investigadores creen que la degeneración de los telómeros puede ser la causa principal del envejecimiento.

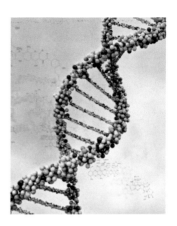

Aparentemente, la actividad física puede proteger el cuerpo del proceso de envejecimiento. Los estudios demuestran que las personas que realizan más actividad física tienen telómeros que parecen ser cinco a nueve años más jóvenes que los de las personas que casi no realizan actividad física. Por lo tanto, es posible que la actividad física no sólo lo ayude a sentirse más joven y a actuar de esa forma, sino que también puede hacerlo biológicamente más joven.

La salud aumenta su riqueza

Como le hemos mostrado, existen muchas buenas razones para mantener una actividad atlética rigurosa. No obstante, si pretende hacerlo durante décadas, es necesario que su cuerpo reciba nutrientes energéticos. Cada vez que mueve sus músculos, los nutrientes vitales y las enzimas reparadoras inundan el torrente sanguíneo para ayudar a combatir el daño constante que sufren las células, los tejidos y los órganos. El sistema inmunológico, el cardiovascular y el nervioso se benefician de estos nutrientes a un nivel microscópico. Usted debe alimentar estos sistemas celulares para reponer los nutrientes que se pierden durante la reparación y la recuperación.

Es común oír a los atletas y a las personas en general decir que no consumen suplementos alimenticios porque son costosos. Es verdad que las fórmulas de nutrientes energéticos de alta calidad, que garantizan la pureza y la potencia, no son baratas. Sin embargo, son mucho menos costosas que la mayoría de las intervenciones médicas más comunes hoy en día.

Como atleta en busca de la actividad y la productividad de su cuerpo para toda la vida, el beneficio final de una nutrición óptima es la *riqueza*. Alimentar su cuerpo con los nutrientes adecuados para combatir el estrés de la actividad atlética, aumenta su bioriqueza al prevenir enfermedades y discapacidades y, además, aumenta su riqueza financiera. En estos tiempos en que los costos de la atención médica aumentan a un índice que excede el índice de inflación, reducir o eliminar muchos de los costos de atención médica comúnmente asociados con la edad puede ayudarlo a que sus finanzas estén en forma.

Si bien este tema lo abordamos en detalle en nuestro libro anterior, *Salud es riqueza*, merece ser mencionado nuevamente desde la perspectiva de un atleta. No se necesita demasiada imaginación para darse cuenta de por qué sería bueno ahorrarse los $50 000 que cuesta un bypass coronario. No obstante, los ahorros de la estrategia de los nutrientes energéticos van mucho más allá. Piense en una lesión mucho más común que puede sufrir un atleta. Imagine que es un corredor de distancia. Después de años de participar en maratones y triatlones, durante los cuales su cuerpo no recibió las cantidades adecuadas de nutrientes energéticos que necesitaba, sus rodillas están dañadas. Sus ligamentos están deshilachados y la osteoartritis (o, como preferimos llamarla, *disfunción del tejido conectivo*) le produce un dolor constante. Entonces, será necesario una artroplastia de rodilla en ambas rodillas. Problema solucionado, ¿verdad?

No necesariamente. Según CostHelper.com, un paciente de Medicare que recibe una artroplastia de rodilla en el Dartmouth-Hitchcock Medical Center en Lebanon, New Hampshire, debe pagar $4.257 de su propio bolsillo por la intervención, incluidos los deducibles y el coseguro. Eso por cada rodilla. Por lo tanto, si se trata de las dos rodillas, deberá gastar casi $9000. Después, vienen los costos de los medicamentos contra el dolor y la fisioterapia, la falta de ingresos por no poder trabajar y los posibles gastos de atención domiciliaria. Podría tener que gastar $15000— o más si no tiene la edad suficiente para recibir la atención de Medicare y tiene un seguro con deducibles elevados.

Multiplique estos gastos por diez y obtendrá lo que un estadounidense promedio fuera de estado podría gastar después de los cuarenta años en servicios de atención médica. En gran parte, estos gastos se podrían prevenir evitando la deficiencia nutricional y realizando actividad física regular. ¿Qué haría con $150 000 más en su cuenta bancaria? Mantener niveles óptimos de nutrientes y realizar actividad física regular e intensa puede hacerle ahorrar dinero en costos de atención médica directa, pero también puede reducir o eliminar los costos de medicamentos recetados, primas de seguro, gastos de rehabilitación, sueldos perdidos, equipos especiales y demás. Al evitar la **biodeuda**, se reduce también el increíble estrés que usted y su familia sufren cuando hay problemas de salud.

Imagine más tranquilidad, más años de actividad atlética vibrante, una calidad de vida fantástica *y* más seguridad financiera. Esa es la verdadera riqueza.

Ahora, ya conoce la información básica sobre la relación que existe entre la actividad física, la alimentación, los suplementos nutricionales, el ON y el dinero. Estos temas constituyen un excelente punto de partida para abordar la segunda parte del libro, donde analizaremos el efecto de los suplementos nutricionales y el ON en deportes y atletas específicos.

"Un buen estado físico no se puede lograr con ilusiones ni con la compra directa".

—Joseph Pilates

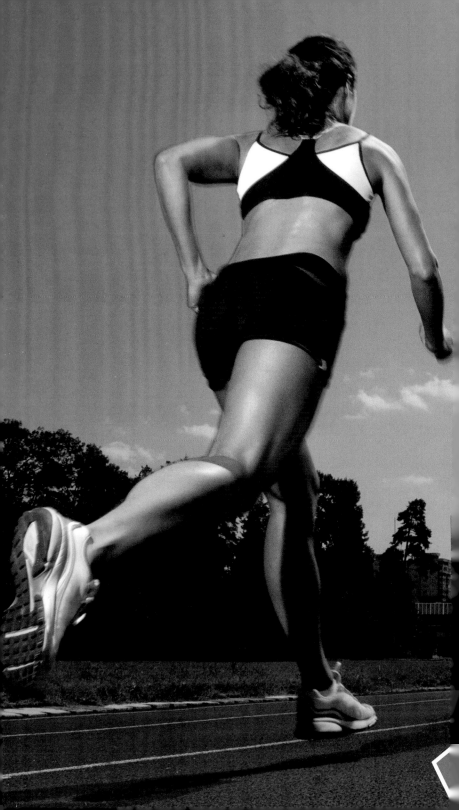

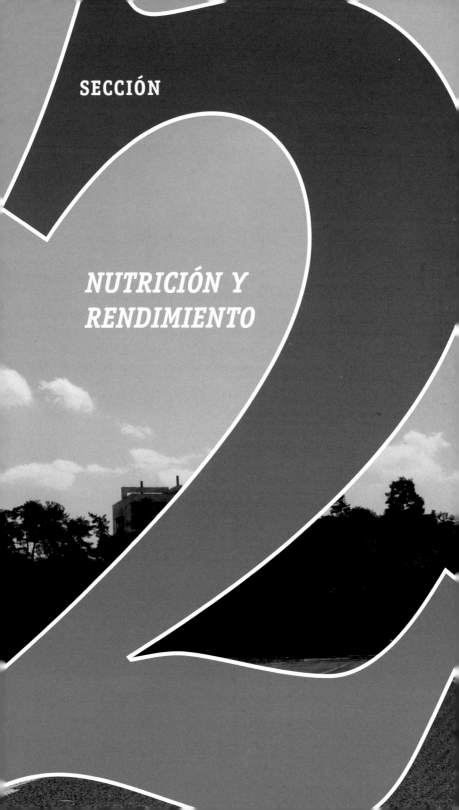

SECCIÓN

NUTRICIÓN Y
RENDIMIENTO

Nutrición y rendimiento

Lo que descubrimos a medida que conversamos con más atletas y entrenadores es que ignoran lo desconocido. Sorprendentemente, pocos atletas, incluso los profesionales de élite, consumen suplementos nutricionales como parte de su régimen de entrenamiento. La razón, simple ignorancia. La información sobre los maravillosos beneficios de la suplementación con nutrientes energéticos no llega a estos atletas o a sus equipos de apoyo a través de los típicos canales de comunicación. Esta información tampoco le llega al atleta de fin de semana. Esta situación contribuye a que *La salud es riqueza: nutrición para el rendimiento* sea mucho más importante.

En esta sección, intentaremos acabar con la ignorancia al analizar cómo la nutrición —y, más específicamente, los nutrientes energéticos clave —afectan el rendimiento en las cuatro áreas fundamentales de la actividad atlética: velocidad, fuerza, resistencia y recuperación. Como parte de los siguientes cuatro capítulos, entrevistamos a diversos atletas importantes, de varias disciplinas, sobre la actividad física y los programas de nutrición. Advertirá que sólo algunos realizan una suplementación sustancial y que solamente uno de ellos utiliza el ON para favorecer la nutrición.

Estos datos no sólo resultan útiles para remarcar la falta de conciencia general sobre el ON, sino también para resaltar un punto importante: debido a sus niveles extraordinarios de actividad física, sus cuerpos están repletos de ON. Seguramente, esta sea una de las razones que yace detrás de sus resultados atléticos excepcionales. Sin embargo, al no utilizar suplementos, están desaprovechando la capacidad que tienen los nutrientes energéticos para prevenir el daño relacionado con el estrés que produce la actividad física y para aumentar aún más sus niveles de ON. ¿Cuánto más *podrían* lograr con la suplementación? Lo descubriremos juntos.

Capítulo cinco
Nutrición y velocidad

Corredores. Triatletas de recorrido corto. Patinadores de velocidad. Robadores de base en béisbol. Receptores en fútbol americano. Delanteros en fútbol. Para todos estos atletas, la velocidad desempeña un papel fundamental. Los atletas que dependen de la velocidad necesitan que sus cuerpos les brinden un rendimiento explosivo en períodos breves diseñados para impulsarlos hacia adelante en el campo de juego más rápido que sus rivales. Si bien la sabiduría popular dice que la velocidad no se enseña, es posible entrenar y alimentar el cuerpo para alcanzar la velocidad óptima, independientemente del deporte que se practique.

La velocidad de los atletas surge del rendimiento de las fibras musculares de "contracción rápida". Estas fibras musculares se pueden contraer rápidamente y con más fuerza que los músculos de "contracción lenta" que tienen más sangre, pero estos movimientos sólo se pueden sostener por muy poco tiempo antes de que los músculos comiencen a doler. Los atletas que se focalizan en la velocidad entrenan para ello específicamente. Fuerzan los músculos para que el tiempo de contracción disminuya, mejoran la "rotación" (el tiempo que toma mover una extremidad por medio de un movimiento, como una zancada o una brazada, y comenzar a mover la otra extremidad con ese mismo movimiento) y optimizan las redes neurales y las vías motoras que llevan las señales de contracción a los músculos.

El término general "velocidad", comprende distintos tipos de movimientos:

- **Rapidez**—Generalmente, se denomina aceleración del "primer paso". En otras palabras, la rapidez con la que un atleta puede pasar de estar relativamente inmóvil a alcanzar o casi llegar a la velocidad máxima, especialmente en comparación con su ¿rival? Los ejemplos más comunes aquí serían el regateo de primer paso en una defensa hombre a hombre en el básquetbol, una corrida de un receptor de fútbol americano para abrirse en la cancha y un robador de base que corre hacia la base en el béisbol. En todos estos casos, la rapidez es más importante que la velocidad pura, porque lo que vence al rival es la aceleración casi inmediata.

- **Potencia**—Esta es la aplicación rápida de la energía muscular; se puede interpretar como que "la velocidad y la fuerza se unen". Probablemente, saltar de diversas maneras es el tipo más común de potencia: un jugador de básquetbol que salta para hacer una volcada, un gimnasta que hace un ejercicio de suelo o un boxeador que desata una combinación ultra rápida de puñetazos devastadores.

- **Velocidad lineal o sostenida**—Este es el tipo de velocidad en el que muchas personas piensan cuando oyen la palabra —velocidad en una línea, como en una pista de carreras. Este tipo de velocidad deberá sostenerse durante varios minutos si el atleta participa en eventos como una carrera de una milla (1,6 km) o en una corrida de arco a arco en una cancha de fútbol. El movimiento rápido de las piernas es vital en este tipo de velocidad.

- **Agilidad**—Esta es la velocidad que se aplica a un movimiento no lineal, la capacidad para contraer el cuerpo rápidamente y moverse de forma lateral y vertical. La agilidad también incluyen ciertas cualidades como la flexibilidad y la fuerza, pero en un escenario de atlético, la agilidad demanda, sobre todo, velocidad.
  Entre algunos ejemplos, se pueden mencionar a esquiadores acrobáticos, jugadores de fútbol y corredores de fútbol americano, quienes pueden cambiar de dirección a una velocidad inmediata durante el transcurso de sus actividades deportivas.

Como hemos observado y analizado, los nutrientes vitales desempeñan un papel fundamental en la salud y el rendimiento del sistema nervioso y del muscular. De este modo, también producen un efecto en el desarrollo y el mantenimiento de la velocidad atlética. Mantener depósitos suficientes de los nutrientes necesarios a nivel celular le permite al cuerpo responder frente a la demanda de velocidad. Los músculos se pueden contraer con más energía

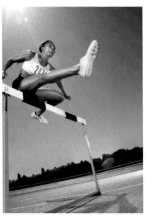

para proporcionar potencia. Los impulsos nerviosos llegan a los músculos más rápidamente para guiar al cuerpo por medio de movimientos ágiles. La mitocondria en las células produce la energía adicional necesaria para una acción rápida del "primer paso", ya sea al jugar un partido de básquetbol entre amigos o al saltar para atajar un gol cuando se es portero en un partido de fútbol. Los músculos adquieren la capacidad para mantener la velocidad por más tiempo durante la actividad anaeróbica de correr o pedalear de manera sostenida, lo que le permite seguir de cerca a sus rivales en la pista o pasar a otros ciclistas en un triatlón.

Cada una de estas funciones de velocidad depende de un entrenamiento adecuado, un buen descanso, y de la suplementación y nutrición durante la competencia, como también de un influjo equilibrado de nutrientes vitales. No obstante, nos centraremos en las dos fuentes principales de nutrientes a largo plazo: una dieta equilibrada y saludable y un suplemento nutricional con nutrientes energéticos.

El ON y la velocidad

Como en la mayoría de los sistemas del cuerpo, el óxido nítrico (ON) es un elemento fundamental para producir velocidad atlética. El ON controla el árbol vascular que dirige el flujo sanguíneo a las áreas del cuerpo que demandan oxígeno y nutrientes durante una carrera u otra actividad que requiera velocidad (por ej., los pulmones, los músculos largos como los cuadriceps, etc.). Al controlar la dilatación de los vasos sanguíneos, el ON también regula la presión arterial a medida que el cuerpo cambia de posición, como al nadar una distancia de 50 metros o en una carrera con obstáculos. Esto contribuye a mantener el flujo sanguíneo al cerebro y a otras áreas de funcionamiento fundamentales que se ven afectadas por los movimientos dinámicos del cuerpo.

Cuando un corredor u otro atleta de velocidad emplean el sistema anaeróbico y las fuentes de energía mitocondrial que impulsan los músculos durante los movimientos rápidos propios de una carrera de velocidad o de ciclismo, el ON optimiza el transporte de la glucosa a los músculos en movimiento. Al permitir que la sangre fluya más libremente, el ON permite que los sistemas vitales reciban energía, eliminen el calor y obtengan el oxígeno que necesitan con urgencia.

Por lo tanto, los niveles suficientes de ON son fundamentales para alcanzar una velocidad óptima y, como no puede provenir de la actividad física porque el atleta carece de energía, oxígeno o volumen circulatorio para realizar ejercicios físicos intensos, el aumento del ON se debe producir por medio de una dieta saludable y suplementos. La adecuada suplementación con nutrientes energéticos es la clave para liberar el potencial del ON que, a su vez, libera la máxima energía presente en los alimentos que consume y en el oxígeno que respira.

Comer para desarrollar velocidad

Además de los beneficios específicos de ciertos alimentos para los corredores u otros atletas, la velocidad requiere un alto nivel de carbohidratos de calidad. En pocas palabras, la velocidad demanda energía. A diferencia de los deportes de resistencia en los que una frecuencia cardíaca más baja puede llevarlo a quemar las grasas almacenadas para obtener energía, la alta frecuencia cardíaca que se genera al correr, hacer ciclismo o jugar intensos partidos de básquetbol, hará que queme las reservas de glucógeno almacenadas en el hígado, y la persona promedio tiene energía almacenada para solamente 50 minutos de actividad física.

Brett Fischer, Fisioterapeuta (PT), Entrenador de atletas certificado (ATC) y Especialista certificado en preparación física (CSCS)

Brett Fischer es fisioterapeuta certificado, entrenador de atletas certificado y especialista certificado en preparación física. Ha trabajado con la University of Florida, los Jets de Nueva York, la Professional Golfers' Association (PGA) and Senior Tour y los Chicago Cubs. Se ha desempeñado como asesor de los San Francisco Giants y, actualmente, brinda sus servicios de entrenamiento y tratamiento a atletas de las siguientes organizaciones: la Major League Baseball (MLB), la National Football League (NFL), la National Hockey League (NHL) y la National Basketball Association (NBA). La experiencia de Brett le ha permitido dar charlas a nivel nacional, presentarse en programas de televisión y de radio y recibir una mención en *ESPN The Magazine*.

Brett aborda el entrenamiento y el tratamiento desde un punto de vista funcional y considera al cuerpo en su totalidad. Su personal médico profesional y experimentado descubre y trata el origen de la disfunción y el dolor, no solamente los síntomas.

Cada paciente/cliente que ingresa al centro de fisioterapia y preparación física Fischer Sports recibe un análisis biomecánico funcional completo junto con la intervención médica adecuada por medio de técnicas de terapias manuales, modalidades y ejercicios terapéuticos funcionales (estiramiento y flexibilidad) y, además, orientación relacionada con las dietas y la nutrición.

Brett recomienda las siguientes claves fundamentales para que los atletas de todos los niveles alcancen el éxito:

- La nutrición es absolutamente importante, ya sea para optimizar el rendimiento o la recuperación. Desde su punto de vista, Brett trabaja "desde la parte externa del cuerpo hacia la parte interna" y "la nutrición funciona desde la parte interna hacia la externa".

- La suplementación nutricional es vital, especialmente para los atletas profesionales ya que no siempre cuentan con el tiempo necesario para comer adecuadamente debido a los viajes, y las demandas de sus cuerpos son muy altas. La experiencia de Brett en nutrición queda demostrada en los resultados obtenidos con dos jugadores de la MLB. Trabajó con estos dos jugadores profesionales, ambos menores de veinticinco años, durante cuarenta y cinco días, y realizó un análisis nutricional. Durante cuarenta y ocho horas, realizó un seguimiento de todo lo que ingresaba en sus cuerpos—incluso la cantidad de agua y los alimentos que consumían—y presentó todos los datos en un centro de investigación universitaria. Los análisis revelaron que ninguno de los jugadores examinados cumplía con los requisitos nutricionales de un hombre sedentario de cuarenta años. Esto demuestra la importancia de la suplementación para el personal médico del equipo de la MLB.

· El aspecto nutricional del entrenamiento es fundamental porque mejora el rendimiento día a día. Brett y su personal explican a los atletas lo siguiente: "Si no cuentan con un respaldo nutricional para estar a la altura de la actividad que realizan, en dos a tres semanas estaremos en una situación límite y ustedes estarán enfermos o lesionados". Es por ello que fomentan la suplementación según la edad, los alimentos adecuados y el consumo de agua, y un descanso apropiado. Para los atletas, estas son conductas fundamentales que deben considerar como hábitos regulares. Brett explica, "Yo creo en esto y por eso lo hago todos los días".

· Todo tiene que ver con la oxigenación—cuanto más oxígeno reciba el cuerpo del atleta, mejor será el rendimiento y la recuperación. Los atletas han incorporado la suplementación de óxido nítrico en sus programas, desde la perspectiva de que si pueden suministrar oxígeno—uno de los aspectos más importantes de la fisioterapia—más oxígeno llegará a los tejidos y, así, se curarán.
Esta es la razón por la que los fisioterapeutas emplean compresas calientes, hidromasajes y masajes de ultrasonido. "Ese es el resultado final y la razón por la que recomendamos la suplementación con óxido nítrico para mejorar estos procesos", explica Brett.

Por lo tanto, es fundamental que su cuerpo reciba carbohidratos complejos con alto contenido de fibras, como granos enteros y frijoles, para que pueda desarrollar velocidad. Estos alimentos tardan más en digerirse y liberan la energía lentamente, a diferencia de los carbohidratos simples de combustión rápida como el azúcar blanca y las patatas. Entre otras cosas, esto significa una liberación más estable de insulina para convertir los alimentos en glucógeno y producir menos altibajos del azúcar en la sangre. Idealmente, los atletas de velocidad deben consumir entre el 55% y el 60% de las calorías diarias en forma de carbohidratos complejos.

A continuación, se detallan algunos alimentos específicos que contribuyen a optimizar la velocidad:

- **Bayas**—Los arándanos, las moras y las fresas son frutas con alto contenido de antioxidantes que pueden ayudar a prevenir el daño celular producido por los radicales libres que aparecen al realizar ejercicios físicos intensos de velocidad. Estos componentes, denominados antocianinas, también contribuyen en la reparación muscular después de un entrenamiento, lo que a su vez mejora la fuerza de los músculos y el rendimiento.

- **Batatas**—Las batatas son ricas en vitamina A, hierro y potasio. Estos tubérculos coloridos deben reemplazar a las patatas blancas en su dieta. Tienen un bajo índice de glucemia por lo que no producen picos de insulina y también contribuyen a que sea posible digerir los alimentos de forma más estable para obtener energía más previsible. Asimismo, las batatas constituyen una gran fuente de manganeso, que es un mineral importante para lograr un funcionamiento celular óptimo.

- **Salmón y otros pescados grasos**—Debido a que sus músculos necesitan proteínas para ganar masa y reconstituirse después de hacer ejercicios físicos intensos, los pescados grasos, como el salmón y el atún, son fuentes magras ideales de esa proteína. Además, son una excelente fuente de ácidos grasos omega 3, que reducen la inflamación y contribuyen a prevenir los dolores musculares y las lesiones el día después de una competencia.

- **Lentejas**—En sopas o guarniciones, las lentejas constituyen uno de los alimentos más saludables y son ideales para—los veganos y vegetarianos. Estas pequeñas legumbres son excelentes fuentes de proteínas y contienen altos niveles de magnesio, ácido fólico y hierro. El magnesio es esencial para lograr un funcionamiento cardíaco saludable, el ácido fólico contribuye en la regeneración de los tejidos y el hierro mejora la salud de los glóbulos rojos.

- **Aceites saludables**—El hecho de seguir una dieta de tipo mediterráneo rica en pescados y verduras frescas no sólo es beneficioso porque es una dieta baja en grasas y con alto contenido de nutrientes, sino que también es una dieta que contiene grandes cantidades de aceites saludables. El aceite de aguacate, el aceite de oliva extra virgen y el aceite de sésamo contienen grandes niveles de grasas monoinsaturadas y poliinsaturadas que no sólo son buenas para el azúcar de la sangre y la presión arterial, sino que también tienen un efecto antiinflamatorio en los tejidos.

Es importante recordar que estas son pautas para un programa de alimentación a largo plazo, no para tenerlas en cuenta y realizar una recarga de carbohidratos o una alimentación saludable antes de una carrera o un evento competitivo. Para esas necesidades en particular, existe toda una categoría formada por productos en gel, barras y bebidas que proporcionan a los atletas la energía de fácil digestión y de corto plazo que necesitan. No obstante, el hecho de consumir una variedad equilibrada de nutrientes como parte de una estrategia de alimentación regular produce un efecto importante durante las exigencias de los entrenamientos intensos y las competencias.

Como atleta, probablemente debe saber que cuando su cuerpo está estresado y necesita energía rápida, durante un triatlón o un partido de fútbol, es muy fácil recurrir a la fuente más cercana y rápida de azúcar y electrolitos. Desafortunadamente, estos alimentos no son saludables. En muchas ocasiones, son comidas rápidas, alimentos con alto contenido de azúcar o comida chatarra envasada con altos contenidos de sodio—o todo eso junto. Si los atletas consumen estos tipos de alimentos, que favorecen la inflamación y producen picos de azúcar en la sangre, puede aumentar el riesgo de que el rendimiento y la recuperación sean inadecuados... *a menos que* hayan decidido contrarrestar estos efectos con un buen plan de nutrición y alimentación a largo plazo.

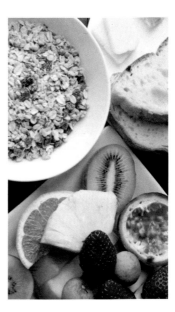

Después de consumir frutas y verduras frescas, proteínas magras, aceites saludables y granos enteros durante un año, su cuerpo podrá deshacerse más fácilmente de los efectos de una barra de caramelo o un refresco durante el transcurso de un evento deportivo. Con células colmadas de diversos suministros de nutrientes vitales, es menos probable que algunos alimentos no saludables afecten su rendimiento o elasticidad. Una estrategia de alimentación sana y equilibrada es algo así como una póliza de seguros basada en la cocina para el atleta que se centra en el desarrollo de la velocidad.

Atleta: Chris McCormack, Campeón Mundial Ironman™ 2010

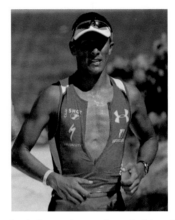

Probablemente el triatleta más grande en la historia del deporte, Chris "Macca" McCormack sea más conocido por su resistencia, y no por su velocidad. Sin embargo, ahora que compite contra atletas que tienen la mitad de su edad para realizar el triatlón de recorrido corto en las Olimpíadas 2012, la velocidad es un elemento mucho más importante en su juego. Realizamos una entrevista con él por correo electrónico para que nos cuente sus secretos.

¿Cual es tu rutina de ejercicios físicos diaria?

Paso alrededor de seis horas por día realizando un entrenamiento general. Mi rutina varía de un día al otro, pero normalmente involucra un mínimo de dos disciplinas: nado-ciclismo, ciclismo-carrera, o nado-carrera. La intensidad y el volumen dependen de mi plan de entrenamiento, pero los atletas de deportes múltiples suelen entrenar mucho. Duermo alrededor de ocho horas, y mi entrenamiento normalmente comienza temprano para asegurarme un intervalo a mitad del día entre las sesiones. Los días más pesados puedo estar entrenando hasta 10 horas.

¿Cual es tu dieta diaria típica?

Llevo una dieta muy balanceada. No soy una persona difícil para comer. Para los triatletas, el enfoque está en obtener suficientes calorías para soportar la cantidad de trabajo que hacemos sin perder de vista nuestro peso. Mis comidas son muy sanas y sé lo que estoy comiendo. Sinceramente, pienso que eso es lo mejor. Intento asegurarme de que por lo menos el 80% o 90% del tiempo estoy comiendo bien. No siento culpa al comer. Pienso que la culpa es un problema mucho mayor de lo que realmente comemos.

¿Utiliza suplementos dietarios? Si es así, ¿cuáles?

En realidad, utilizo un solo suplemento dietario: un producto alemán a base de calostro. Previo a una carrera, utilizo una carga de coenzima Q10 de alrededor de 5000 mg por día durante cinco días. El magnesio y el potasio me ayudan a hidratarme para las carreras.

¿Qué alimentos come y qué suplementos toma para estimular la recuperación, lo que le permite entrenar más intensamente y, a la vez, prevenir las lesiones?

Me aseguro de rehidratarme, luego del ejercicio físico, con una solución de carbohidratos con electrolitos. Eso me ayuda a recuperar el glucógeno perdido. Después de largas sesiones, sí, tomo un batido de proteínas, —proteínas de suero lácteo con una pequeña porción de proteínas de soja, —pero mi principal objetivo es asegurarme de que como bien.

¿Cómo mantiene un nivel de rendimiento óptimo con las demandas relacionadas con los viajes que implica este deporte?

Viajar es lo más difícil para un corredor. Es difícil, pero debes poder adaptarte bien a tus entornos y relajar tu mentalidad rígida. Si eres flexible a tu rutina de entrenamiento y comprendes que ceñirse a un programa estricto durante un viaje es una receta para el desastre, puedes adaptarte rápidamente. Tengo bases de entrenamiento por todo el mundo; esto hace que los viajes intercontinentales sean fáciles. Cuando corro en Europa por un tiempo prolongado, normalmente entreno en las afueras de Wiesbaden, Alemania. Se siente como una casa lejos de casa, por eso mi transición al entorno de entrenamiento es fácil. En los EE. UU., Los Ángeles es mi hogar. Tener lugares familiares para ir, te permite volver a la rutina muy rápidamente.

¿Qué aspectos de su programa de gimnasia y de nutrición considera más importantes para obtener los resultados que desea (por ej.: entrenamiento de la zona media para prevenir lesiones, etc.)?

La flexibilidad del programa. Pienso que la rigidez en cualquier aspecto de la vida es una receta para el desastre. Es importante asegurarse de que estás realizando las sesiones clave o que estás comiendo los alimentos adecuados, pero si sientes culpa por algo, eso es un pensamiento prehistórico, en mi opinión. Tu cuerpo y tu gimnasia son holísticos, e intentar seleccionar cosas o sesiones individuales es imposible.

La clave del éxito prolongado es realizar evaluaciones constantes de tus fortalezas y debilidades y luego asegurarte de abordarlas en la próxima fase de tu entrenamiento. No creo en el principio de la *periodización*. Pienso que el cuerpo humano responde mejor a la regularidad del trabajo, con énfasis cambiados y diferentes, para alcanzar una plataforma de fuerza y salud. Creo que esa es la clave para permanecer libre de lesiones. Ten consistencia en todo lo que hagas y confía en los ritmos de tu cuerpo. Si estás cansado, descansa. Los atletas le temen demasiado al descanso. Si te lesionas, realiza un tratamiento y no te apresures en volver a ejercitarte debido al miedo. Ten fe en tu programa de entrenamiento general y en tu capacidad como atleta para resistir. No se le da la suficiente importancia al estado de ánimo de un atleta para ganar competencias.

Desde la perspectiva nutricional y de la actividad física, ¿qué recomendaría a los atletas jóvenes o a quienes realizan actividad física los fines de semana, que desean llegar al siguiente nivel de su rendimiento?

Los aliento a ser concientes de lo que comen tanto a nivel nutricional como a nivel de volumen. No creo en las dietas específicas, pero sí creo que comer bien es imperativo. Cuando digo bien, hablo de la cantidad que se consume y de la calidad del alimento que se consume. Me enfoco mucho en mantener el consumo de alimentos refinados al mínimo. Siempre es bueno estar lo más cerca posible de los alimentos frescos, y si es de los orgánicos, mejor. Además, entender cuál es tu peso de rendimiento perfecto es una de las bases desde la que se debe trabajar. Debes saber cuál es tu peso de carrera perfecto. Asegurarse de que su cuerpo esté bien alimentado es un gran punto de partida para quienes realizan actividades físicas los fines de semana.

A nivel de la actividad física, un prerrequisito para el éxito es poner atención a los ejercicios aeróbicos regulares. La regularidad es clave para poder mantener un nivel básico de actividad física en todo momento. Puedes adaptar un programa y una estructura de entrenamiento a esto, pero teniendo un buen estado físico de base como comienzo, que surja de la actividad física regular, es lo que te permite construir tus sesiones más intensas alrededor de tus debilidades y te da una base más fuerte.

Enfócate en la fuerza y no en la velocidad si vas a realizar actividades deportivas los fines de semana. Para los atletas más jóvenes, conocer la técnica y la biomecánica de los deportes del triatlón es lo más importante. Luego, hay que agregarle la velocidad a la ecuación, seguida de la fuerza. La fuerza va a llegar con la edad y la regularidad. La clave es asegurarse de que los atletas jóvenes desarrollen buenos hábitos, pongan en marcha su velocidad y construyan la fuerza y la resistencia con el tiempo. La palabra clave, para todos por igual, es *regularidad*.

¿Cuál es tu mejor momento deportivo?

Ganar el Campeonato Mundial de Triatlón de la ITU (Unión Internacional de Triatlón) (mi primer título mundial) con sólo 23 años. Era mi meta de siempre y me clasificó como el mejor atleta del mundo en esa especialidad. Fue la primera vez que pude saborear eso y haber podido cumplir un sueño como ese fue fascinante. Seguí ganando títulos mundiales en el Ironman™, pero éste primer título mundial es mi mayor tesoro.

¿Cuáles son las tres cosas más importantes que le recomendarías a un atleta recreacional de élite para que mejore su rendimiento con la edad?

1. Amplitud de movimiento—Con el paso de los años se pierde flexibilidad, por lo tanto, asegurarte de abordar este asunto en el entrenamiento es crucial. Mientras más puedas mantener tu amplitud de movimiento, más podrás extender tu rendimiento. No es necesario que te vuelvas loco con eso, pero lo ideal es hacerle frente diariamente por un pequeño periodo de tiempo.

2. Fuerza—mantener tu fuerza es esencial. Incluso pasar algo de tiempo en el gimnasio para generar la respuesta hormonal de un trabajo energético es bueno. El trabajo energético y de fuerza es más fácil de hacer y te dará muchos beneficios con la edad.

3. Descanso—no puedes hacer el volumen de trabajo que hacías cuando eras más joven. Se necesita un poco más de tiempo entre sesiones arduas, y la recuperación se convierte en una pieza mucho más importante del rompecabezas. El descanso debe convertirse en tu mejor amigo con la edad. Por ejemplo, si siempre has realizado un ciclo de entrenamiento de siete días, con la edad, tal vez tengas que hacer el mismo volumen e intensidad de trabajo en ocho o nueve días.

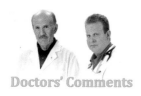

Doctors' Comments

Chris McCormack es un atleta increíble por su velocidad y resistencia tanto en tierra firme como en el agua. Su intenso entrenamiento semanal, que incluye ciclismo, natación y ejercicios al aire libre, le proporciona altísimos niveles de ON, lo que le permiten alcanzar velocidades máximas cuando es necesario. Sin embargo, como es el caso de muchos atletas, este nivel de actividad también produce altos niveles de radicales libres en los tejidos. Los antioxidantes presentes en una dieta sana previenen el daño celular, una de las razones por las cuales Chris se ha lesionado en muy pocas ocasiones. Los atletas que aspiran a lograr la misma combinación de velocidad, resistencia y durabilidad deberán suplementar sus actividades con ON y antioxidantes para permitir un mejor rendimiento anaeróbico y evitar el daño oxidativo.

Nutrientes energéticos para la velocidad

Debido a que el entrenamiento de velocidad intenso agota rápidamente los nutrientes clave del cuerpo, los atletas que desean alcanzar su rendimiento máximo no deben limitar su ingesta nutricional sólo a los alimentos. A pesar de las noticias que indican que el uso de suplementos está disminuyendo entre los atletas, nos gustaría que esta tendencia se revierta. Debido a que cada vez más atletas son conscientes de la importancia de aumentar los nutrientes esenciales con nutrientes sin adulterar en forma de suplementos, creemos que esto ocurrirá.

Existen varios nutrientes energéticos que han demostrado ser beneficiosos para los velocistas, los corredores u otro tipo de atletas que buscan aumentar su velocidad. Ellos son:

- **Los antioxidantes**—Como parte de la respiración mitocondrial natural, el proceso por el cual las reacciones químicas producen combustible para nuestras células, se forman varios tipos de radicales libres en los tejidos. La actividad física amplifica este efecto y a la vez agota los suministros de antioxidantes del cuerpo.

  Los antioxidantes son la principal defensa de nuestro cuerpo contra las propiedades de daño celular de estas moléculas, por eso es que la base de la ingesta de antioxidantes debe ser una dieta variada rica en frutas y vegetales de distintos colores.

  Con más de 5000 antioxidantes identificados, sería imposible obtener la variedad suficiente a través de la suplementación solamente. Sin embargo, los suplementos juegan un papel de protección vital al agregar antioxidantes poderosos como el ácido alfa lipóico y el epigalocatequin galato (EGCG) que se obtiene del té verde en altas concentraciones. Los suplementos también refuerzan el consumo dietario ya que aseguran la ingesta adecuada de antioxidantes en caso de insuficiencia dietaria debida a un viaje u otras demandas.

- **La creatina**—El fosfato de creatina es uno de los combustibles primordiales para el tipo de uso muscular de corto plazo que se lleva a cabo durante las carreras de velocidad, el patinaje de velocidad y otras actividades deportivas intensas basadas en la velocidad. Desafortunadamente, los niveles naturales de creatina que hay en el cuerpo disminuyen con la edad. lo que deja a los atletas con menos energía de liberación rápida para los ejercicios físicos o competiciones de explosión corta y de alta intensidad. Sumado al descenso natural que se produce en las fibras musculares de contracción rápida y en la longitud de la zancada que también aparece con el paso del tiempo, es fácil darse cuenta por qué los atletas de velocidad tienden a perder la capacidad para permanecer competitivos a niveles altos más rápido que los atletas de resistencia. Lo que es interesante es que aparentemente el entrenamiento riguroso de velocidad y de potencia puede, en realidad, revertir parte de este descenso de fosfato de creatina. Las investigaciones han demostrado que, al hacer un entrenamiento en ciclos de seis semanas, un grupo de atletas de entre sesenta y uno y ochenta años aumentó sus niveles de fosfato de creatina a los niveles presentes en adultos más jóvenes. Esto indica que un entrenamiento regular intenso de velocidad puede ser parte del remedio para el descenso de creatina relacionado con la edad.

Sin embargo, numerosos estudios han demostrado que la suplementación con creatina aumenta la fuerza de los músculos y la energía sostenida a través de la repetición anaeróbica. En un importante estudio, Schedel y otros, examinaron los resultados de cuatro carreras rápidas consecutivas con siete corredores después de una semana de suplementación con creatina o de placebo. Los corredores que tomaron el suplemento de creatina aumentaron su velocidad de carrera en 1,4% y su frecuencia de zancada o rendimiento en 1,5% por sobre los corredores que tomaron placebo. Los investigadores concluyeron que la suplementación con creatina podría acortar el tiempo de relajación muscular, lo que lleva a contracciones más rápidas y mejores tiempos de carrera de velocidad.

- **Ácidos grasos omega 3**—Los ácidos grasos esenciales son agentes antiinflamatorios poderosos y allí yace su valor para los atletas de velocidad. Mientras que existen investigaciones que indican que los ácidos grasos poliinsaturados, como los que se encuentran en el aceite de girasol (el tipo de aceite que se utilizó en el estudio), pueden aumentar la velocidad de carrera máxima de los corredores de velocidad olímpicos, no se ha confirmado aún ningún mecanismo de este aumento. Preferimos enfocarnos en los hechos bien respaldados que indican que los ácidos grasos omega 3 previenen el daño inflamatorio de los tejidos.

  En palabras simples, los ejercicios físicos de velocidad dañan los músculos, lo que produce inflamaciones y dolores musculares. Si minimizamos esta inflamación de tejidos, una dieta rica en ácidos grasos omega 3 puede reducir el dolor después de la actividad física (lo que permite realizar ejercicios más intensos y con más frecuencia) y reducir el riesgo de lesiones. Se ha demostrado también que el consumo de ácidos grasos omega 3 acelera el índice de metabolismo basal del cuerpo, lo que ayuda a perder grasas y a mantener una masa corporal magra—una ventaja competitiva obvia para los corredores.

- **L-arginina**—El impacto de la arginina en la velocidad de carrera y en el rendimiento es realmente una simple cuestión matemática. Cuando sus músculos trabajan de manera anaeróbica (sin oxígeno), una unidad de glucosa produce dos unidades de energía con ácido láctico como subproducto.

  El ácido láctico reduce la velocidad de las contracciones musculares y produce fatiga. Cuando sus músculos trabajan de manera anaeróbica (sin oxígeno), una unidad de glucosa produce 36 unidades de energía con CO_2 y agua como subproductos.

  Debido a que la acumulación de ácido láctico puede impactar negativamente en el rendimiento, a los atletas les sirven más los esfuerzos nutricionales y de entrenamiento que maximicen el flujo sanguíneo, lo que consecuentemente proporciona más oxígeno y nutrientes a los músculos. Esto permite que los atletas trabajen a una gran capacidad aeróbica por periodos más largos y que realicen actividades físicas de alta intensidad o "incrementos" (como en carreras de velocidad) con menos acumulación de ácido láctico.

  Como ya comentamos, la suplementación con arginina optimiza la capacidad del endotelio, el revestimiento de los vasos sanguíneos, para producir óxido nítrico, u ON, el poderoso gas que relaja y expande las paredes de los vasos para permitir mayores volúmenes circulatorios. Consumir suficiente cantidad de arginina a través de los suplementos mejora la producción de ON y el flujo sanguíneo, lo que permite que los músculos, tejidos, y órganos que se utilizan durante todas las fases de la carrera competitiva funcionen más eficientemente y se recuperen con más rapidez.

- **Proteínas**—La gran mayoría de las proteínas que se necesitan para lo ejercicios físicos de velocidad y de competencia se consumirán, por supuesto, a través de la dieta normal de un atleta. Sin embargo, la suplementación atiende la necesidad de *una distribución* rápida de proteínas a un alto índice de absorción.

  El consumo de suplementos de proteínas de suero lácteo puede atender estas necesidades.

Nutrientes energéticos para la velocidad

- Antioxidantes, como la CoQ10
- Creatina
- Ácidos grasos esenciales (EFA)
- L-arginina
- Proteína

Capítulo seis
Nutrición y fuerza

La fuerza muscular es esencial para virtualmente todas las búsquedas deportivas, desde los deportes de equipo como el fútbol y el béisbol, hasta los deportes que enfatizan la potencia como el básquetbol, el atletismo y las artes marciales. Incluso los deportes de resistencia como el triatlón tienen un componente de fuerza, porque la fuerza en los atletas es simplemente la aplicación controlada de un impulso mecánico a una superficie u objeto resistente. En las carreras, es el piso. En la natación, es el agua. En el baseball, es la pelota. En el boxeo, es la cara del oponente.

La fuerza (o energía) también entra en juego durante el entrenamiento. La mayor parte del régimen de entrenamiento de cualquier atleta será el entrenamiento de resistencia: el levantamiento de peso para provocar las contracciones musculares. Esto puede incluir levantamiento de pesas (press de banca, sentadillas), ejercicios de entrenamiento de fuerza corporal (flexiones de brazo, dominadas), y ejercicios para la parte media (abdominales, poses de yoga). Con el correr del tiempo, dichas acciones dañan las fibras de los músculos, y la recuperación de este daño a través del descanso, la hidratación y la nutrición lleva al crecimiento muscular y aumenta el metabolismo, la fuerza y la masa muscular magra.

Una mayor fuerza muscular también reduce el riesgo de lesiones ya que los músculos pueden mantener mejor las articulaciones y al esqueleto y son más resistentes a los traumatismos inducidos por la actividad física. De acuerdo con la Clínica Mayo, el entrenamiento de fuerza también mejora la tonicidad muscular y la coordinación y reduce la disminución de la masa muscular que normalmente ocurre con la edad.

La fuerza y los deportes

Debido a que la aplicación de fuerza muscular es anaeróbica, las actividades físicas relacionadas con la fuerza producen el aumento de la acumulación de ácido láctico en los músculos. Dependiendo de la duración, las actividades físicas intensas que requieren de energía y potencia—salto con esquís, voleibol, powerlifting—hacen uso de uno de los dos sistemas de energía anaeróbica, ninguno de los cuales se basa en el oxígeno como catalizador de la reacción química que produce la energía. Debido a que se presiona a los músculos hasta el límite de falla (dolor o incapacidad para contraerse más sin descansar), el ácido láctico se acumula en los tejidos. Pasando un determinado umbral (el *umbral de lactato*) el ácido láctico comienza a causar fatiga, lo que consiguientemente impacta negativamente en el desempeño.

Este un efecto que quizás no se note en quienes realizan actividad física casual, quienes no realizan actividad anaeróbica lo suficientemente intensa como para aumentar los niveles de ácido láctico o en quienes se involucran, sobre todo, en actividades aeróbicas, que no causan la acumulación de lactato. Sin embargo, los rigurosos ejercicios físicos y el rendimiento competitivo de los atletas, profesionales o amateur, hacen que el umbral de lactato sea relevante.

Debido a esta realidad biológica, el entrenamiento y la nutrición que benefician la capacidad de los músculos para contraerse enérgicamente por períodos más largos, antes de fallar, son altamente beneficiosos para los atletas de casi todos los deportes, ya que la mayoría de los deportes exigen fuerza en alguna manera. Se ha demostrado que el entrenamiento físico intenso optimiza el sistema anaeróbico, por eso es que los atletas de resistencia se enfocan de manera obsesiva en realizar ejercicios físicos que eleven el umbral de lactato. Pero, incluso los deportes que no parecen estar basados en la fuerza se pueden beneficiar de la actividad física y las soluciones dietarias que fomentan la fuerza:

- **El golf**—A pesar de que se lo considere un deporte no atlético, el golf a niveles altos requiere de una energía rotacional tremenda a través de la parte media, el torso y los hombros para generar la fuerza necesaria para golpear la pelota de golf por sobre las 300 yardas (274 m). Aunque la falla muscular no va a entrar en juego debido al ritmo del deporte, la resistencia muscular sí va a entrar en juego ya que impulsa la precisión y la exactitud a lo largo de 18 hoyos.

- **La natación**—La fuerza se traduce en propulsión en la natación, en donde la fuerza que el nadador pueda ejercer contra la resistencia del agua determina la rapidez a la que podrá ir. La energía a través del pecho, hombros, brazos y la parte superior de la espalda es crucial en los niveles más altos del deporte.

- **El esquí**—Muchas veces se asocia al esquí con la agilidad y la resistencia, pero los profesionales o amateurs élite necesitan fuerza en la parte media y la parte baja del cuerpo para trazar las curvas en nieve polvo intensa o a lo largo de pistas de slalom o de esquí acrobático en competencias.

- **El triatlón**—Es el deporte de resistencia supremo; sin embargo, tiene numerosas instancias donde la fuerza muscular puede hacer la diferencia entre ganar o perder, especialmente en las etapas de natación y ciclismo. La natación exige la energía de la manera que describimos anteriormente, mientras que para pasar a los demás y trepar las subidas en el ciclismo se requiere de la energía corporal de la parte baja.

Ya sea que se trate de la energía de la parte superior del cuerpo, la fuerza de la parte media o la potencia de la parte baja, la fuerza muscular es crucial para el máximo rendimiento en la mayoría de los deportes. Entonces, una estrategia nutricional que optimice la fuerza y la recuperación muscular se convierte en una parte necesaria del programa de cualquier atleta.

El ON y la fuerza

El óxido nítrico juega un papel central en el desarrollo y en el despliegue de la fuerza atlética. En primer lugar, la fuerza se obtiene a través del desarrollo muscular que, a su vez, ocurre cuando los músculos se dañan a nivel muscular durante el entrenamiento y luego se recuperan. Al impulsar el envío de oxígeno y nutrientes, el ON ayuda a que el daño muscular sane más rápido para que se formen nuevos músculos. La molécula también aumenta la circulación hacia los músculos en entrenamiento para que los atletas puedan levantar más peso y por más tiempo, lo que resulta en logros más grandes.

Durante la práctica de deportes, el ON regula la función de la mitocondria, los generadores de energía de cada célula, lo que permite a cada célula utilizar la glucosa en sangre y la energía del glucógeno almacenada con máxima eficiencia y extraer la mayor cantidad de energía de cada caloría. Por último, el ON ayuda a eliminar el ácido láctico de los tejidos. Como ya sabemos, el aumento de ácido láctico ocurre cuando el sistema de energía anaeróbica se enciende, y demasiado ácido láctico causa fatiga y falla muscular. Al detener este aumento, el ON le permite a los atletas ejercer fuerza por más tiempo y a niveles de intensidad más grandes.

Junto con los antioxidantes protectores, el ON le permite a los fisicoculturistas, ciclistas, jugadores de fútbol y otros atletas relacionados con la fuerza entrenar más, más intensamente y producir más fuerza en la cancha o pista.

El óxido nítrico contribuye a la energía muscular.

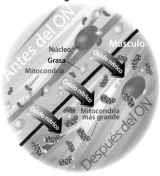

El óxido nítrico contribuye a la energía muscular, ya que aumenta la actividad mitocrondial.

Comer para obtener fuerza

Los objetivos de los atletas que buscan aumentar la fuerza son típicamente dos: desarrollar músculos y, a la vez, mantener el peso corporal bajo. Mientras más pesa, más energía se necesita para impulsar ese peso a través de los movimientos del deporte. Y, debido a que la grasa no ejerce fuerza, entonces reducir la grasa corporal debe ser uno de los objetivos dietarios junto con el desarrollo muscular.

Para muchos atletas, esto significa escapar a la mentalidad de las tres comidas por día. En vez de eso, muchos entrenadores de gimnasia e instructores de acondicionamiento recomiendan comer entre cinco y ocho veces al día de acuerdo con la necesidad de calorías. La fórmula que se utiliza para calcular las calorías necesarias por día dependerá de un número de variables: el tipo de cuerpo, el metabolismo, el deporte, la intensidad del entrenamiento y las metas. Por ejemplo, un hombre que quiere agregar 20 libras (9 k) de músculo puro necesitará consumir más calorías por día que una mujer que quiere perder grasa corporal.

El truco es el equilibrio: comer la cantidad suficiente de calorías de calidad por día para que el metabolismo siga funcionando a un alto nivel y, a la vez, no come de más ni acumule grasa corporal. Ingerir pequeñas comidas consistentes ayuda a quemar más grasa a largo plazo, debido a que el 70% de las calorías que quemamos diariamente se utilizan simplemente para hacer funcionar el cuerpo en lo que se llama el *efecto térmico de la comida*.

Los tipos de alimentos que debemos comer son una cuestión simple. Primero, el desarrollo muscular y de fuerza se logra con proteínas. Las proteínas desarrollan, mantienen y reparan los tejidos musculares y también sirven como fuente secundaria de energía. Para reparar el daño causado por la actividad física rigurosa y agregar masa muscular sin grasas, se necesita consumir tantos gramos de proteínas de calidad por día como el peso deseado del cuerpo en libras. Por lo tanto, si su meta es un peso corporal sin grasas de 185 libras (84 kg), debe consumir 185 gramos de proteínas diarias, repartidas entre cinco a ocho comidas que se hacen cada dos o tres horas.

Estos son algunos alimentos ideales para desarrollar fuerza:

- **Carnes magras**—Las aves, como el pollo o el pavo, pueden proporcionarnos hasta 30 gramos de proteínas por porción con un contendido bajo de grasas saturadas. La carne de res alimentada con pastura es otra excelente fuente de proteínas magras, porque comúnmente contiene altos niveles de ácidos grasos omega 3 y abundantes proteínas. Asegúrese de asar u hornear la carne, antes que freírla, para reducir las calorías.

- **El pescado**—El salmón, las anchoas, el atún, las sardinas, el bacalao, la tilapia y el fletán son algunas de las mejores opciones para que los atletas solucionen su ingesta diaria de proteínas. Muchos tipos de pescado, como el salmón y la caballa, también tienen altos niveles de ácidos grasos omega 3, cuyas propiedades antiinflamatorias pueden aliviar el dolor y la fatiga de las articulaciones a la vez que aceleran el metabolismo y ayudan a quemar grasas. El pescado, también, suele tener menos calorías que la carne de res o de cerdo.

- **Las claras de huevo**—En general, la preocupación sobre el alto contenido de colesterol de las yemas está fuera de lugar, debido a que el colesterol dietario no ha sido relacionado con los altos niveles de colesterol en el plasma sanguíneo. Sin embargo, si se rehúsa a comer el huevo entero, las claras proporcionan una fuente de proteínas casi pura sin grasa y con los nueve aminoácidos esenciales. Una clara de huevo típica contiene cerca de cuatro a cinco gramos de proteínas. También puede comprar claras de huevos pasteurizadas en cartones en las verdulerías, una opción que es más fácil y rápida para los atletas ocupados para poder obtener sus proteínas matutinas.

- **Carbohidratos complejos**—La comida sola no desarrolla los músculos. Los ejercicios físicos desarrollan los músculos, y su cuerpo se basa en el glucógeno almacenado como combustible durante los exigentes ejercicios físicos de resistencia. Coma la cantidad suficiente de carbohidratos complejos en cada comida. Estos carbohidratos se digieren lentamente y liberan su energía gradualmente, lo que proporciona el combustible a largo plazo para los músculos durante la difícil actividad física. La ingesta de carbohidratos después del entrenamiento, junto con las proteínas, también ayuda a su cuerpo a absorber mejor las proteínas y a almacenar energía. Algunos ejemplos de carbohidratos complejos de calidad son el arroz integral, la batata, la quínoa, la avena y las verduras ricos en fibras como el brócoli.

- **Los frutos secos**—Los frutos secos son una fuente ideal de proteínas para los atletas que no comen carne. Debido a que tienen muchas calorías, los atletas que intentan controlar su peso corporal deben comerlas moderadamente; no obstante, las frutas secas contienen proteínas sustanciales como también altos niveles de grasas saludables que reducen la inflamación y mejoran la salud cardiovascular. Una investigación de la Universidad de Arizona indica que las almendras o las nueces son la mejor opción para aquellos atletas que intentan desarrollar masa muscular, aunque la mayoría de los frutos secos son generadores de importantes minerales y fibras.

En general, si usted desea desarrollar una mayor energía y fuerza, incluya en su desayuno diario: una tortilla de clara de huevo, un batido proteico o avena y moras verdes. Un desayuno saludable acelera el metabolismo y, a la vez, alimenta la actividad física del resto del día. También, evite la mayoría de las barras y batidos que hay en el mercado; algunos de ellos son extremadamente altos en calorías y azúcar. En vez de eso, intente que el 90% de su dieta esté integrada por alimentos completos: frutas y verduras frescas, jugos naturales, granos enteros, lácteos descremados, frutos secos, semillas, legumbres y algo de carne magra. Por último, tome suficiente agua—por lo menos 8 a 12 vasos de 225 cm3 por día. El agua ayuda al riñón a expulsar el exceso de proteínas que su cuerpo no convierte en músculo, le ayuda a sentirse satisfecho y previene la deshidratación, que puede perjudicar al rendimiento.

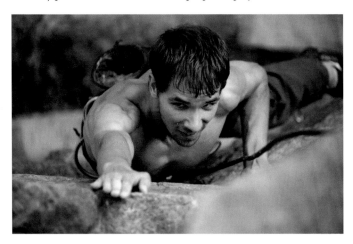

Atleta: Lauren Megale Jones, una de las tenistas mejor clasificadas de la NCAA (Asociación Nacional Atlética Colegial)

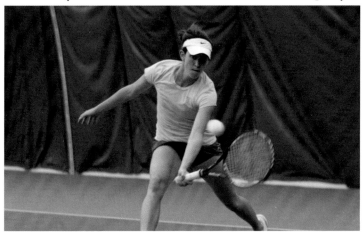

Lauren Megale Jones se ha destacado en el tenis universitario tanto en la Universidad Estatal de Arizona como en la Universidad Estatal de Boise, imponiéndose en la competencia de la Conferencia Atlética del Oeste y se ha llegado a colocar 14 en la clasificación nacional entre otros jugadores de dieciocho años. Al comenzar su carrera profesional, nos cuenta sus secretos de entrenamiento para este deporte que requiere velocidad, agilidad, resistencia y, por sobre todo, fuerza.

¿Cual es tu rutina de ejercicios físicos diaria?

Varía todos los días y cambia si se aproxima un torneo. Sin embargo, paso cinco horas entrenando todos los días. Levanto pesas y hago acondicionamiento durante una hora y media—hago levantamiento de pesas tres días a la semana y acondicionamiento todos los días. Paso de tres a tres horas y media en la cancha todos los días, una hora y media a la mañana y dos a la tarde. Al final, hago una sesión de media hora de estiramiento, pero lo hago antes y después del entrenamiento.

¿Cual es tu dieta diaria típica?

Nada de comidas rápidas. Nada de gaseosas. Me gustan las cosas dulces, así que eliminar las golosinas es difícil. Siempre como un desayuno bien balanceado: un bollo inglés con mantequilla de maní, huevos revueltos, leche y vitaminas diarias. Tengo un metabolismo muy rápido, por eso antes del almuerzo como algún bocadillo (una barra, frutos secos o un batido). El almuerzo varía. No como mucho durante el almuerzo; un día típico normalmente incluye un sándwich, sopa y mucha agua. La cena últimamente ha estado compuesta de carne, verduras y papas.

También me gusta el pollo al parmesano y los zapallitos. Antes de un torneo, como pasta con pollo mezclado y tomo mucha agua.

¿Utiliza suplementos dietarios? Si es así, ¿cuáles?

Utilizo una bebida deportiva de carbohidratos durante la competencia y también tomo un sustituto alimenticio porque mi metabolismo quema calorías muy rápido; es difícil conservar la energía en un partido de tenis de tres horas sin el combustible adecuado. También utilizo un gel durante las competencias, pero ningún otro suplemento dietario.

¿Qué alimentos come y qué suplementos toma para estimular la recuperación, lo que le permite entrenar más intensamente y, a la vez, prevenir las lesiones?

Me encanta tomar leche con chocolate o una bebida de proteínas luego de un trabajo arduo. Me gusta tomar bebidas de carbohidratos antes y después de las competencias porque ayudan a mis músculos a prepararse y a recuperarse después de un día largo en la cancha. Suelo tomar suplementos de glucosamina si mis músculos están realmente muy dañados, pero no es algo que tome diariamente. También me gusta comer ananá para recuperarme.

¿Cómo mantiene un nivel de rendimiento óptimo con las demandas relacionadas con los viajes que implica este deporte?

Viajamos mucho, por eso me aseguro de entrar en ritmo. Compro los mismos comestibles sin importar en qué ciudad esté y voy a los mismos restaurantes para estar familiarizada con las comidas. En cuanto a las competencias internacionales, llevo lo que es esencial para mí porque la posibilidad de encontrar los mismos artículos en un país extranjero son muy pocas. También mantengo un ritmo: me voy a dormir a la misma hora, practico a la hora exacta en que voy a jugar, escucho la misma música. Los hábitos son muy buenos.

¿Qué aspectos de su programa de gimnasia y de nutrición considera más importantes para obtener los resultados que desea (por ej.: entrenamiento de la zona media para prevenir lesiones, etc.)?

La gimnasia: Me aseguro de no correr más de tres millas (5 km) en línea recta. Hago muchos ejercicios de cambio de dirección. Las piernas y la parte media son una parte muy importante en el cuerpo de un jugador de tenis, por lo tanto es importante asegurarse de desarrollar una base fuerte en las piernas y una parte media fuerte. La salud de los hombros es también muy importante, y esto está relacionado con el trabajo con vendas y el estiramiento.

Nutrición: Comer mucho, todo el tiempo. Quemo demasiadas grasas, demasiado rápido, como para no comer. Comer sano es esencial para tener niveles de energía adecuados—agua, fruta, proteínas y una cantidad controlada de carbohidratos.

Desde la perspectiva nutricional y de la actividad física, ¿qué recomendaría a los atletas jóvenes o a quienes realizan actividad física los fines de semana, que desean llegar al siguiente nivel de su rendimiento?

Comiencen creando buenos hábitos de inmediato, porque se quedarán contigo el resto de tu vida. Levántense temprano y entrenen de la forma que cualquier otro no haría. Coman sano y duerman.

¿Cuál es tu mejor momento deportivo?

He tenido muchos momentos especiales como jugadora de tenis, pero uno que me viene a la mente es cuando gané mi primer campeonato en Texas. Jugué realmente bien toda la semana bajo temperaturas altas y contra oponentes muy difíciles y me mantuve enfocada mentalmente. Le gané a jugadoras muy difíciles inmediatamente antes de mi año de novata en la universidad. Eso fue muy motivador para el tenis universitario que estaba por experimentar.

¿Cuáles son las tres cosas más importantes que le recomendarías a un atleta recreacional de élite para que mejore su rendimiento con la edad?

Entrenar de manera inteligente. Muchas horas no quieren decir mejor entrenamiento. El entrenamiento de calidad por sobre el de cantidad hace que el atleta llegue lejos. Diviértase mientras entrena. Si no te diviertes, entonces no le podrás sacar lo mejor al deporte. Compite. La única forma de ser mejor es competir. Jugar competitivamente a todo, no solamente al deporte en el que compites. Esto te hará mejor competidor en tu deporte principal y te dará oportunidades para colocarte en situaciones que podrían ayudarte en momentos cruciales en el futuro.

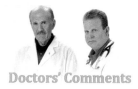

Doctors' Comments

Lauren practica tenis, uno de los deportes más exigentes para el cuerpo. Cuando se exige, Lauren debe mostrar velocidad, fuerza, flexibilidad, rapidez, precisión— y, en partidos largos, una resistencia excepcional. Parece que podría consumir más calorías, pero una suplementación con ON también ayudaría a su cuerpo a aprovechar mejor las calorías que consume. A medida que avanza en su carrera profesional, los nutrientes energéticos pueden marcar la diferencia. Para los jugadores de tenis aficionados, un suplemento de ON puede ayudarles a mejorar su fuerza, velocidad y resistencia.

Nutrientes energéticos para la fuerza

Los nutrientes energéticos ideales que contribuyen a la fuerza y a la energía muscular son aquellos que impulsan el crecimiento muscular o que optimizan la transmisión metabólica de combustible y oxígeno a los músculos en funcionamiento:

- **Citrulina**—Muchos atletas (especialmente los fisicoculturistas) entrenan y usan suplementos con malato de citrulina, que puede encontrarse en la sandía y la manzana, pero es más abundante en los suplementos dietarios y carbohidratos. La citrulina es precursora de la arginina, la que, como hemos visto, aumenta la producción de óxido nítrico (ON) en el endotelio. El ON, a su vez, relaja los vasos sanguíneos y aumenta el uso de nutrientes y oxígeno por parte de los tejidos. La citrulina también ejerce un efecto protector sobre la arginina ya que desactiva la arginasa, una enzima que destruye las moléculas de arginina. Esto permite que exista más arginina disponible para ejercer sus efectos beneficiosos sobre el cuerpo. Se ha demostrado también que la citrulina aumenta los niveles de ATP (*trifosfato de adenosina*), la llave química hacia la energía celular. Esto puede traer como resultado una mayor resistencia muscular, más repeticiones y mejor desarrollomuscular. La citrulina también reduce la acumulación de ácido láctico, lo que ayuda a evitar la fatiga y le permite a los atletas entrenar o competir por más tiempo.

- **La creatina**— Estudios clínicos indican que la suplementación con creatina aumenta la masa muscular magra y también el rendimiento atlético, aunque parece no ayudar al rendimiento basado en la resistencia como las carreras de distancia. Estudios de laboratorio indican que los suplementos con creatina mejoran la fuerza y el desarrollo de masa muscular magra durante actividades físicas de corta duración y gran intensidad como el levantamiento de pesas. Por lo general, se toma en forma de polvo y se mezcla con jugo de frutas. Aparentemente, la creatina es más beneficiosa para los atletas con orientación a la fuerza en la sala de pesas, donde permite sesiones de entrenamiento más largas y rigurosas que desarrollan una musculatura más poderosa. Otros beneficios probados de la creatina son la respiración anaeróbica más larga de las células musculares, más repeticiones de resistencia, tiempos de carrera de velocidad más cortos, mayor masa muscular magra y recuperación más rápida.

- **Las proteínas**—Además de las abundantes cantidades de proteínas en las dietas, los atletas pueden beneficiarse de la suplementación con proteínas que se consume en los momentos apropiados, especialmente después del ejercicio físico. Uno de los suplementos más comunes es el suero de lácteo aislado en polvo, que es 90% proteínas, mezclado con jugo de fruta o se agrega a un batido junto con otros ingredientes. Si se toma después del ejercicio físico, la proteína adicional se absorbe inmediatamente por los músculos dañados y ayuda con la recuperación y el crecimiento de nuevo tejido muscular. Los suplementos de proteína también se pueden tomar antes del ejercicio físico para tener energía adicional.

Las proteínas tienen numerosas funciones en el cuerpo además del desarrollo muscular. Ayudan a mantener los niveles hormonales adecuados, equilibran la acidez de la sangre, catalizan reacciones químicas importantes, impulsan al sistema inmunológico, preservan el tejido muscular, mantienen los niveles de aminoácidos esenciales y regulan el balance de fluidos. El consumo de suficientes proteínas no sólo garantiza la continuación de estas funciones vitales, sino que además las proteínas son también altamente termógenas, eso significa que la digestión de estas proteínas quema más calorías que la digestión de carbohidratos o grasas. Por lo tanto, comer suficientes proteínas en todas sus formas puede aumentar el metabolismo base y ayudar a crear más masa muscular magra a largo plazo.

• **Los AACR**—El consumo de aminoácidos de cadena ramificada durante el entrenamiento de fuerza parece aumentar la fuerza muscular así como la masa muscular magra, doble meta de la mayoría de los atletas. Un estudio doble ciego aleatorio realizado en 2009 hizo que 36 hombres con experiencia en entrenamiento de fuerza pasaran por un programa de entrenamiento de resistencia de ocho semanas que involucraba los principales grupos musculares. Durante el programa, a algunos hombres se les proporcionó AACR, mientras que a otros se les dio proteínas de suero lácteo y a otros, carbohidratos.

Cuando finalizó el estudio, se observó que los hombres que habían recibido AACR habían aumentado significativamente su masa muscular magra, habían perdido más grasa corporal, y habían logrado tener mucha más fuerza en el press de banca y en la sentadilla que los que habían recibido suplementos de proteínas o carbohidratos.

• **La glutamina**—Como comentamos en la Sección 1, la glutamina tiene numerosos beneficios en las áreas del desarrollo muscular, la pérdida de peso, el desarrollo de la masa corporal magra y, sobretodo, mejores resultados en el entrenamiento de fuerza.

Existen abundantes depósitos de glutamina en el cuerpo, pero se agotan fácilmente con la actividad física. De acuerdo con una investigación de Roth, la actividad física intensa puede agotar los depósitos de glutamina en un 40% o 50%. Esto es peligroso porque no sólo es utilizada por los músculos como el principal componente del proceso de reconstrucción posterior al ejercicio físico, sino que también el sistema inmunológico hace uso de este aminoácido. Por lo tanto, el sobreentrenamiento, que lleva a una deficiencia de glutamina, puede causar también una deficiencia en el sistema inmunológico junto con el desgaste muscular.

Para los atletas, la glutamina es un suplemento importante porque estimula la formación de glucógeno y la síntesis de proteínas, previene el consumo de tejido muscular para obtener energía y aumenta los niveles de la hormona del crecimiento. Está claro que, para los atletas que entrenan rigurosamente para alcanzar su fuerza máxima y que previenen las lesiones, las enfermedades y el daño muscular, estos son los beneficios deseados.

Nutrientes energéticos para la fuerza

- L-citrulina
- Creatina
- Proteína
- AACR (Aminoácidos de cadena ramificada)
- L-glutamina

Capítulo siete
Nutrición y resistencia

Triatletas. Maratonistas. Boxeadores. Nadadores de distancia. Ciclistas. Todos estos son atletas para quienes la resistencia es fundamental para sus esfuerzos atléticos. La resistencia es simplemente la capacidad de sostener un nivel consistente de esfuerzo por un período prolongado.

Existen cuatro tipos de resistencia: aeróbica, anaeróbica, de velocidad y de fuerza Todas implican la producción de ATP como combustible a partir de la glucosa que está en el torrente sanguíneo y del glucógeno almacenado en los músculos. Pero cada una tiene un mecanismo diferente e impone demandas diferentes en el cuerpo:

- **La actividad aeróbica** de resistencia se hace a un nivel en el que el cuerpo se basa en la entrada de combustible y oxígeno, creando muy poco desgaste. Mientras más tiempo continúe el trabajo aeróbico, más se basará puramente en los sistemas aeróbicos y menos en los anaeróbicos para obtener energía. La resistencia aeróbica se desarrolla utilizando actividades físicas de distancia a largo plazo, como correr o andar en bicicleta, que mejoran la utilización máxima del oxígeno por parte del cuerpo, conocida como VO2máx, y el intervalo de entrenamiento, que optimiza la capacidad del corazón para bombear sangre.
  Normalmente, los ejercicios de resistencia aeróbica implican esfuerzos de baja intensidad que pueden durar largos períodos, manteniendo el ritmo cardíaco a no más del 65% del máximo, para evitar que se involucre el sistema anaeróbico y se creen productos de desecho que produzcan fatiga. Mientras que los ritmos cardíacos de los corredores de maratón y otros atletas de resistencia pueden y normalmente superan los 150 latidos por minuto durante la competencia, rara vez llegan a los altos índices de los atletas de deportes basados en "incrementos" explosivos de fuerza o velocidad a corto plazo.

Por lo general, la resistencia aeróbica entra en juego en deportes de distancia como el triatlón, las carreras a pie, el ciclismo, el esquí a campo traviesa, el remo y la natación.

- **El trabajo de resistencia anaeróbica** tiene lugar cuando el cuerpo funciona a una intensidad lo suficientemente alta como para que los sistemas deban utilizar el combustible almacenado en los músculos en forma de glucógeno y, por lo tanto, llegan al umbral anaeróbico o de lactato. Como resultado de esto se produce rápidamente una deuda de oxígeno y una acumulación de ácido láctico, lo que conduce a la fatiga muscular y la eventual falla. La duración de los ejercicios de resistencia anaeróbica es muy corta, ya que los tejidos musculares comúnmente contienen poco más de cuatro segundos de energía acumulada al esfuerzo máximo. Incluso los ejercicios de resistencia anaeróbica a largo plazo durarán no más de uno a dos minutos (carrera de remos, carreras de velocidad de 400 m, lucha) e involucran también al sistema de energía aeróbica.

  Los atletas que necesiten desarrollar su resistencia anaeróbica, lo arán con intervalos de alta intensidad de entrenamientos basados en la resistencia combinados con períodos cortos de recuperación.

  La resistencia anaeróbica es la base para los atletas de deportes como el básquetbol, el fútbol, cl béisbol y el lacrosse, en los que largos períodos de ejercicio aeróbico moderado son seguidos de liberaciones cortas de velocidad y energía intensa.

- **La resistencia de velocidad** básicamente refleja la capacidad de los músculos para contraerse más rápidamente, como en las carreras de 800 m u otras carreras de velocidad largas. La resistencia de velocidad es altamente anaeróbica, dado que el entrenamiento para aumentar la velocidad de contracción involucra fuertes repeticiones a una gran intensidad, típicamente intervalos múltiples a 80% de la frecuencia cardíaca máxima y más.

  La resistencia de velocidad entra en juego en deportes que requieren un empleo sostenido de la velocidad por más tiempo que el de la duración de carreras de velocidad, como por ejemplo el patinaje de campo y de velocidad.

- **La resistencia de fuerza** implica desarrollar la capacidad para sostener la fuerza de la contracción muscular por más tiempo. Esto es vital para todos los atletas, ya que incluso los maratonistas y corredores de ultra distancia sienten la necesidad de "incrementos" periódicos de potencia durante las carreras. La resistencia de fuerza se desarrolla a través de disciplinas como el entrenamiento con pesas y el entrenamiento en circuitos. La resistencia de fuerza es importante para todos los deportes, ya que se centra en la capacidad para repetir contracciones musculares potentes por el tiempo que sea posible antes de la falla, algo vital en las carreras, los saltos, la escalada, el ciclismo y otras actividades.

Lo que normalmente consideramos como actividad física de resistencia—correr en una cinta, el kayak de larga distancia, etc.—está fundamentado en la resistencia aeróbica. Esta actividad utiliza los músculos de contracción lenta: tejidos que tienen más sangre que son sumamente aeróbicos y que se alimentan utilizando grandes suministros de oxígeno. Los músculos de contracción lenta son más eficientes en el uso del oxígeno para producir combustible que los músculos de contracción rápida usados en las carreras rápidas y otros ejercicios explosivos. Se disparan más lentamente y se contraen menos violentamente que los músculos de contracción rápida, por lo que se fatigan con menos facilidad.

Debido a esto, la actividad de resistencia típica se realiza a un ritmo constante y se piensa como un entrenamiento lento de largas distancias acentuado con intervalos de entrenamiento de alta intensidad. Esto mejora el estado físico y la capacidad cardiovascular y, a la vez, fomenta el crecimiento de nuevos vasos sanguíneos que transportan mejor el oxígeno y los nutrientes a las células.

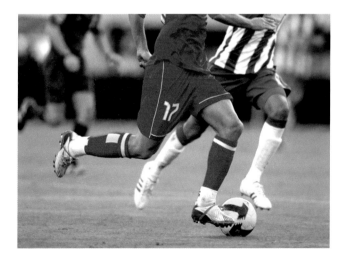

Atleta: Michelle Macy,
nadadora de maratón

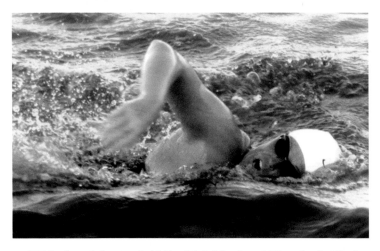

Habiendo nadado a través del Canal de la Mancha y del Estrecho de Gibraltar y participado como parte de un equipo de relevo en el desafío de cinco islas de Ironman™ cinco que dura cinco días, conocido como EPIC5, Michelle Macy se ha convertido en una de las nadadoras de distancia en aguas frías del élite del mundo. Aquí, nos cuenta sus secretos alimenticios y de entrenamiento:

¿Cual es tu rutina de ejercicios físicos diaria?
- Lunes y miércoles: de 5:15 a. m. a 6:45 a. m., práctica de nado con el equipo "US Marathon Swimmers (USMS)" (Nadadores de Maratón de los EE. UU); luego, un programa de entre media hora y una hora y media de "prehabilitación" para mantener la salud de los hombros y del cuerpo en general.
- Martes y jueves: de 6:00 a. m. a 7:00 a. m. clase de Pilates, de 7:00 a. m. a 8:00 a. m. clase de entrenamiento funcional.
- Viernes: ejercicios físicos en pileta olímpica o en aguas abiertas. El tiempo, la intensidad y el enfoque de este entrenamiento dependen del próximo nado de maratón programado. A esto le sigue la media hora a hora y media del programa de prehabilitación.
- Sábados: ejercicios físicos en pileta olímpica o en aguas abiertas. El tiempo, la intensidad y el enfoque de este entrenamiento físico dependen del próximo nado de maratón programado.
- Domingos: día de recuperación o, como me gusta decirle, de ponerse al día con todo lo demás, ya que el entrenamiento y un trabajo de tiempo completo te dejan muy poco tiempo durante la semana para hacer otras cosas necesarias.

¿Cual es tu dieta diaria típica?

- Antes del ejercicio físico: normalmente, como una barra nutricional y tomo agua.
- Después del ejercicio físico: trato de comer un buen desayuno nutricional: avena con frutas deshidratadas y canela, o una rosquilla con jamón o pavo. También tomo mucha agua.
- Entre las 10:00 a. m. y las 11:00 a. m.: como un pequeño bocadillo. Intento que sea nutritivo, (por ej.: una porción de fruta y algunos frutos secos).
- Entre las 11:30 a. m. y la 1:00 p. m.: almuerzo. Adquirí esto de mi trabajo en una cafetería.
  Busco el contenido nutricional y trabajo mucho para tener un equilibrio de proteínas, verduras y carbohidratos.
- A las 3:00 p. m.: como un pequeño bocadillo.
- Entre las 5:30 p. m. y las 7:00 p. m.: cena. El contenido de la cena varía mucho y puede ser hecha en casa o comprada.

¿Utiliza suplementos dietarios? Si es así, ¿cuáles?

Calcio magnesio líquido, una bebida probiótica, y aceite de pescado.

¿Qué alimentos come y qué suplementos toma para estimular la recuperación, lo que le permite entrenar más intensamente y, a la vez, prevenir

Solía tomar muchas bebidas de recuperación o de ese tipo, antes de enterarme que tenía problemas de sensibilidad a algunos alimentos, especialmente relacionada con los lácteos. Ahora, intento hacer mi mayor esfuerzo para comer comidas normales inmediatamente después del ejercicio físico para favorecer la recuperación. También he aumentado mucho mi consumo de agua, lo que realmente ayudó a mi desempeño general y a mi recuperación.

¿Cómo mantiene un nivel de rendimiento óptimo con las demandas relacionadas con los viajes que implica este deporte?

En realidad, trato de mantener el mismo patrón de sueño y nutrición que en casa. Además, trato de tomar más líquidos para aliviar la deshidratación que pueda ocurrir durante el viaje.

¿Qué aspectos de su programa de gimnasia y de nutrición considera más importantes para obtener los resultados que desea (por ej.: entrenamiento de la zona media para prevenir lesiones, etc.)?

Para mí, lo más importante es mi entrenamiento de nado, el entrenamiento de prevención de lesiones y mi tiempo de recuperación. Es difícil decir que un aspecto de mi entrenamiento es más importante que los otros porque creo que la combinación de todos mis entrenamientos es fundamental para mi éxito. Si se pierde algún componente, entonces no me rendiré al nivel óptimo ni obtendré los resultados que deseo.

Desde la perspectiva nutricional y de la actividad física, ¿qué recomendaría a los atletas jóvenes o a quienes realizan actividad física los fines de semana, que desean llegar al siguiente nivel de su rendimiento?

Primero y principal, fijarse un objetivo. A partir de allí, buscar profesionales que te ayuden a logar ese objetivo de una manera saludable.

¿Cuál es tu mejor momento deportivo?

Es difícil resumirlos en uno. Sin embargo, existe un momento que recuerdo que me convirtió en una nadadora de maratón de aguas frías: mi primer nado en el Canal de la Mancha en 2007. No estaba segura de si iba a poder cumplir el objetivo. Mientras iba nadando, tenía a uno de mis mejores amigos y a mis padres en el bote, guiándome y alentándome. Llegamos a un kilómetro y medio de Francia, y había estado nadando muy intensamente, porque tenía miedo de perderme la marea y terminar nadando en el mismo lugar por seis horas.

Miré a mi equipo y les pregunté, "¿Lo logré?" Me miraron y me dijeron, "Ya tienes el oro". Fue en ese momento que supe que iba a ser una verdadera nadadora del Canal. Con lágrimas y risas y mucho amor y apoyo, corrí hacia la playa en Francia.

¿Cuáles son las tres cosas más importantes que le recomendarías a un atleta recreacional de élite para que mejore su rendimiento con la edad?

1. Encuentre un buen entrenador atlético o un fisioterapeuta que pueda ayudarte a "pre" habilitar tu cuerpo y evitar esos momentos de falla y, a fin de cuentas, evitar la rehabilitación.

2. Arma un equipo o grupo que te ayude a mantener tus objetivos y que te ayude a mantenerte motivado.

3. Fija objetivos que superen lo que crees posible y, luego, prepara un plan para llegar ahí. Te divertirás mucho en el viaje hacia ese objetivo.

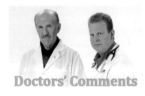

Doctors' Comments

Michelle enfrenta demandas diferentes a las de los atletas que se preocupan principalmente por eliminar el exceso de temperatura del cuerpo en forma segura. Debido a que está sumergida en el agua, su verdadera preocupación no es el calor sino la hipotermia. Por lo tanto, su cuerpo debe producir energía adicional para mantener el calor en los órganos vitales y los tejidos durante las horas que permanece en el agua. Consume algunos nutrientes energéticos, pero es probable que su disciplina la ayude a mantener niveles de ON extremadamente altos.

la suplementación serviría como un medio para alcanzar un mejor rendimiento. Para los nadadores que no son de élite, sin embargo, puede ser un gran activo. Al optimizar la circulación hacia las extremidades y órganos vitales, el ON ayuda al cuerpo a mantener una temperatura central constante, a la vez que suministra los nutrientes para mantener un alto nivel de actividad. Los nadadores de pileta y de aguas abiertas por igual se beneficiarían de aumentar sus propios depósitos de ON al nivel de esta atleta de élite.

El ON y la resistencia

Los deportes de resistencia están relacionados con la regularidad—del ritmo cardíaco, la respiración y el consumo y reabastecimiento de calorías—y el flujo sanguíneo que se traslada por el árbol vascular. El ON le indica a las seis mil millones de células endoteliales del sistema circulatorio que se relajen y expandan las paredes de los vasos, lo que disminuye la presión arterial y compensa el flujo en todos los sistemas del cuerpo. De esta manera, el ON impulsa el suministro constante de nutrientes y oxígeno, al igual que permite que la sangre recircule hacia la piel, enfriando el cuerpo.

Las investigaciones han demostrado que la suplementación con ON también reduce el "costo de oxígeno" de la actividad física de resistencia—la cantidad de oxígeno que se necesita para sostener las reacciones celulares que le dan energía al cuerpo. El hecho de que los requerimientos de oxígeno sean más bajos para el mismo nivel de rendimiento puede significar que los atletas cuyos cuerpos transportan y utilizan el oxígeno con mayor efectividad tienen una ventaja de rendimiento en los deportes de resistencia.

El ON también reduce la acumulación de plaquetas, la condición en la que las plaquetas de la sangre se adhieren; a menudo, esto marca el comienzo de un coágulo de sangre. Debido a que los atletas de resistencia pueden ser vulnerables a la formación de coágulos de sangre y a la trombosis aguda de las venas, es importante tener los niveles suficientes de ON para prevenir estas condiciones potencialmente peligrosas.

Dieta y resistencia

Una dieta para lograr resistencia debe centrarse en carbohidratos complejos, la fuente más importante de combustible de su cuerpo. Idealmente, al menos el 50% de la dieta de un atleta de resistencia debe incluir carbohidratos complejos de digestión lenta, como el arroz integral, los granos enteros, la avena, las verduras y las legumbres. Una dieta de resistencia balanceada debe también incluir suficientes proteínas magras para reparar los músculos dañados por largas carreras o ejercicios de ciclismo, junto con las grasas saludables necesarias para la salud cardiovascular y para prevenir las inflamaciones, lo que conduce a una recuperación más rápida. Aún así, una dieta alta en carbohidratos acumulará más glucógeno en los músculos que cualquier otro régimen, permitiéndole a los atletas desempeñarse a niveles más altos el día de la carrera. Este tipo de alimentos es por lo que los atletas de resistencia deben pugnar.

Entre los alimentos que aumentan la resistencia, se incluyen:

- **Semillas de chía**—Famosas gracias al libro *Born to Run*, las semillas de chía son conocidas como el alimento fundamental para correr. Pueden comerse antes del ejercicio físico para obtener energía fácil de digerir o durante el ejercicio físico ya que son fáciles de transportar y no causan molestias estomacales. También contienen nutrientes beneficiosos. Las semillas de chía contienen altos niveles de antioxidantes, una cantidad abundante de fibras dietarias y de proteína y minerales, incluidos el calcio, el magnesio y el zinc. Además, no contienen gluten.

- **Verduras de hoja verde**—Desde la espinaca y la col rizada a la col china, las hojas verdes son, quizás, los alimentos más sanos disponibles en términos de nutrientes por caloría. Están llenas de antioxidantes, fibra, fitonutrientes importantes, agentes anticancerígenos y vitaminas como la A y la C.
Deberían ser un elemento importante en la dieta de cualquier atleta—ya sea crudas o levemente salteadas con ajo.

- **La quínoa**—La quínoa es un grano sudamericano (una semilla, en realidad) que es una proteína completa que contiene los nueve aminoácidos esenciales. Llenas de fibras y proteínas y ricas en manganeso, magnesio, hierro, zinc, potasio y calcio, son el alimento energético ideal. Normalmente, la quínoa se prepara como la pasta y se hierve para ablandarla, luego se agrega en las ensaladas. Puede utilizarse, incluso, como un sustituto de la avena en el desayuno.

- **Manteca de almendras**—La mayoría de las mantecas de frutos secos son alimentos saludables, con altos niveles de proteínas y abundantes grasas monoinsaturadas. No obstante, la mantequilla de maní a menudo contiene grandes cantidades de azúcar. No ocurre así con la manteca de almendra natural. Es una gran fuente de proteínas y grasas saludables con abundante calcio, fibra, magnesio, ácido fólico, potasio y vitamina E.
Es una estupenda forma de incorporar calorías saludables a su dieta de entrenamiento.

- **Las bananas**—Las bananas contienen carbohidratos complejos y electrolitos. Envueltas en un impecable paquete de hojas, estas frutas son ideales para los atletas de resistencia porque son fáciles de digerir, contienen una gran cantidad de potasio (que se pierde con la transpiración), y proporcionan un aumento rápido de energía de los carbohidratos.

- **Jugo de remolacha**—Un estudio de la Universidad de Exeter demostró que los nitratos naturales del jugo de remolacha aumentan los niveles de ON en el cuerpo, lo que relaja los vasos sanguíneos y aumenta el volumen circulatorio para un mejor transporte de nutrientes y oxígeno a los músculos. En el estudio, los ciclistas tomaron 500 ml de jugo de remolacha orgánico durante seis días, y luego se les realizó una prueba de resistencia en una pista de ciclismo. En comparación con un grupo de control, los que tomaron jugo de remolacha redujeron un 2% sus tiempos y sus lecturas de presión arterial fueron más bajas. El autor del estudio, Andy Jones, dijo, "Nuestro estudio es el primero en demostrar que los alimentos ricos en nitratos pueden aumentar la resistencia durante la actividad física.

  Nos sorprendimos de los efectos del jugo de remolacha en el uso de oxígeno, porque estos efectos no pueden lograrse a través de ningún otro medio, ni siquiera con entrenamiento."

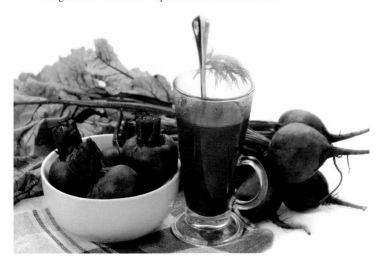

Atleta: Walt Hampton

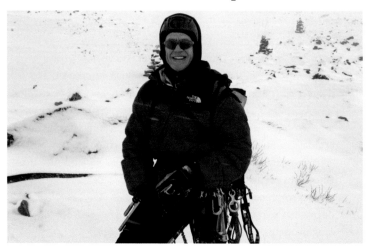

Abogado de profesión, Walt Hampton es también un consumado montañista de altura, corredor de distancia y Técnico de Emergencia Médica (EMT) en zonas agrestes. A los 54 años, insiste que está en mejor estado que cuando tenía 20 y lo ha probado haciendo cima en montañas de todo el mundo, incluida su gran presa, el Denali. A continuación, nos cuenta cuáles son sus secretos para tener una resistencia de alto nivel y una buena recuperación.

¿Cual es tu rutina de ejercicios físicos diaria?

Lunes, martes y jueves, mi esposa y yo corremos seis millas (9 1/2 km). Los sábados, corremos de 14 a 16 millas o más (22 a 25 km). Martes, jueves y viernes, hacemos escalador o trabajo elíptico (a menudo con mochilas) durante 45 minutos o una hora. Lunes y miércoles, hacemos entrenamiento de fuerza y con pesas.

¿Cual es tu dieta diaria típica?

Desayuno: avena. Almuerzo: ensalada. Cena: ensalada con camarones o vieiras, una hamburguesa vegetariana, un burrito vegetariano o frittatas vegetarianas. Bocadillos: frutas o verduras. Postre: yogurt helado bajas calorías.

¿Utiliza suplementos dietarios? Si es así, ¿cuáles?

Multivitaminas, complejo B, vitamina D3, vitamina E, coenzima Q10, resveratrol, cúrcuma, granadas, un producto para la energía mitocondrial y nutrientes que estimulan el óxido nítrico. Fui padre soltero por muchos años y, hace cinco años, me encontré con una mujer que es tan loca como yo. Nos casamos y nos gusta vivir con vitalidad. Ella leyó un libro que recomendaba el ON. Nos conectamos con una médica naturópata que nos hace análisis de sangre anuales y nos recomendó un régimen de suplementos, incluido el ON para apoyar la nutrición. Lo hemos usado por dos años y medio y nos ayuda con la recuperación y el rendimiento.

¿Cómo mantiene un nivel de rendimiento óptimo con las demandas relacionadas con los viajes que implica este deporte?

Planeamos nuestra agenda de viaje teniendo en cuenta nuestra agenda de entrenamiento. Siempre tenemos rutas de carrera previamente planeadas en nuestros destinos. Siempre nos hospedamos en hoteles que tengan instalaciones de ejercicios físicos por encima del promedio.

¿Qué aspectos de su programa de gimnasia y de nutrición considera más importantes para obtener los resultados que desea (por ej.: entrenamiento de la zona media para prevenir lesiones, etc.)?

Regularidad en la dieta, regularidad en el entrenamiento y descanso.

Desde la perspectiva nutricional y de la actividad física, ¿qué recomendaría a los atletas jóvenes o a quienes realizan actividad física los fines de semana, que desean llegar al siguiente nivel de su rendimiento?

Comience MUY lento. Desarróllese con MUCHA lentitud. Sea meticulosamente regular. Mi hijo iba a dejar de fumar y dijo que correría cinco millas (8 km). Le dije, "No lo hagas. Corre hasta el otro lado de la cuadra y vuelve." Las personas se ponen esos grandes objetivos, se sienten mal luego de intentar cumplirlos, y no lo vuelven a intentar. Póngase metas realmente prudentes y, luego, esfuércese lenta y regularmente. Nunca te esfuerces hasta el límite de la lesión. No te esfuerces demás para proteger tu ego. Escucha a tu cuerpo.

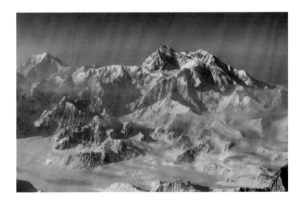

¿Cuál es tu mejor momento deportivo?

Haber llegado a la cima del Denali, 20.320 pies (6.193 m), luego de tres intentos en un plazo de casi 20 años.

¿Cuáles son las tres cosas más importantes que le recomendarías a un atleta recreacional de élite para que mejore su rendimiento con la edad?

Ser regular, comer bien, hacer actividad física y usar suplementos. Estoy en mejor estado aeróbico y físico de lo que estaba cuando tenía veinte años.

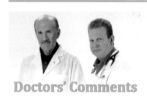

Doctors' Comments

Walt es un ejemplo excepcional para los hombres de su edad y, claramente, una de las razones por las que puede lograr un rendimiento de tan alto nivel es el uso de ON como suplemento nutritivo. Para practicar deportes de altura necesita un potente flujo sanguíneo, y el ON se lo suministra. Los atletas recreativos y las personas que tienen su mente puesta en conseguir un buen estado físico, de mediana edad o mayores, deberían implementar suplementos de nutrientes energéticos, al igual que Walt, para aumentar las reservas de ON y protegerlas.

Nutrientes energéticos y resistencia

- **Los Antioxidantes**—No es sorprendente que muchas horas de una carrera de distancia, de entrenamiento para triatlón, ciclismo o esquí puedan producir niveles excesivos de radicales libres inducidos por la actividad física y, a la vez, agotar las defensas de antioxidantes del cuerpo. Se ha demostrado que el consumo regular de antioxidantes a través de la suplementación diaria reduce el daño muscular que producen los radicales libres creados por la actividad física y, consecuentemente, ayuda a la recuperación al disminuir las probabilidades de lesiones en el tejido muscular. Debido a que una pequeña gama de antioxidantes no es suficiente para neutralizar todos los radicales libres, se recomienda que los atletas de resistencia complementen su dieta con una amplia serie de nutrientes antioxidantes como las vitaminas C y E, al igual que los extractos del té verde, el fruto de la asaí, las bayas de goyi, la granada, el rasveratrol y los ácidos lipoicos alfa.

- **La arginina**—Un estudio publicado en la *Journal of Applied Physiology* indica que la arginina aumenta la resistencia. Los investigadores descubrieron que los hombres que realizaban actividad física y tomaban seis gramos de arginina como suplemento tenían un costo de oxígeno reducido durante la actividad física moderada y una mayor resistencia durante la actividad física intensa. Otro estudio de la Universidad de Exeter (donde se realizó el estudio del jugo de remolacha) comparó a atletas que tomaban un suplemento con arginina con aquellos que tomaban una bebida placebo a base de grosellas negras. Los atletas que tomaron arginina mostraron múltiples incrementos en el rendimiento, incluido un incremento del 20% en la resistencia en actividades físicas severas. Debido a que la arginina aumenta los niveles de ON del cuerpo, lo que mejora la circulación y el transporte de nutrientes y oxígeno, es lógico que este aminoácido condicionalmente esencial deba ser parte del régimen regular de un atleta de resistencia.

- **Los ácidos grasos omega 3**—Se ha demostrado que los ácidos grasos esenciales omega 3 brindan múltiples beneficios fisiológicos: incremento de los niveles de oxígeno en el torrente sanguíneo, mejoramiento de la función cardíaca, fortalecimiento de las membranas celulares, y, como ya hemos visto, la reducción de la inflamación de los tejidos después de la actividad física intensa. Por estas razones, los atletas de resistencia, quienes dependen de la eficiencia a largo plazo de su sistema cardiovascular para el entrenamiento intenso y el rendimiento en eventos de resistencia, deben usar suplementos con ácidos grasos omega 3, que generalmente se encuentran en el aceite de pescado. Los vegetarianos o veganos que no desean ingerir aceite de pescado pueden tomar semillas de lino como suplemento, aunque no son tan eficientes porque el ácido alfa-linolénico de las semillas de lino debe convertirse en DHA (ácido docosahexaenoico) y en EPA (ácido eicosapentaenoico), los dos ácidos grasos que componen el omega 3. En general, le lleva varias semanas a los ácidos grasos omega 3 poder saturar las fibras musculares, por lo tanto la suplementación debe iniciarse mucho antes de que se necesiten los efectos beneficiosos.

- **Los AACR**—Estos aminoácidos, que incluyen la leucina y la valina, tienen propiedades que mejoran el rendimiento en eventos de resistencia, como los maratones, que generalmente duran más de tres horas. La razón de esto es que, cuando los niveles de AACR disminuyen, los músculos absorben los aminoácidos y aumenta la formación de serotonina. Esto puede incrementar la sensación de fatiga del atleta, aunque los depósitos de glucógeno y la oxigenación sean suficientes para continuar la actividad física. Un estudio realizado por los Laboratorios de Investigación en Estocolmo, Suecia, con la participación de ciclistas de resistencia de élite, demostró que tres gramos de suplemento de AACR ayudaron a mitigar este aumento de serotonina al prevenir el agotamiento provocado por el uso muscular de los aminoácidos. Esto también optimizó el uso del combustible disponible por parte del cuerpo.

- **La glutamina**—Las investigaciones revelan que el ejercicio físico intenso agota los niveles de glutamina del cuerpo hasta el punto en que ocurre el catabolismo, o consumo muscular. Los atletas de resistencia pueden beneficiarse de la suplementación a través de este aminoácido para mejorar el depósito de glucógeno, como también el transporte, la recuperación, la síntesis de aminoácidos y la prevención del consumo de fibras musculares. Esto aumentará el rendimiento de atletas de resistencia en todos los niveles y, a la vez, impedirá las lesiones y la debilidad causadas por la degradación del tejido muscular. La suplementación es más efectiva durante los periodos de entrenamiento de alta intensidad, en los que los músculos esqueléticos y la función inmunológica corren más riesgos.

Nutrientes energéticos para la resistencia

- Antioxidantes
- L-arginina
- Omega-3
- AACR
- L-glutamina

Capítulo ocho
Nutrición y recuperación

Todos los atletas dependen de una buena recuperación para reparar el daño de los músculos, el tejido conjuntivo y las articulaciones, para reponer los nutrientes agotados y extraer del cuerpo el ácido láctico y otros desechos que perjudican el rendimiento. La mayoría de los atletas parecen negarse a darle a la recuperación el tiempo que merece, tal vez por el pensamiento equivocado de que más trabajo siempre es mejor. No obstante, en realidad, la recuperación es un componente integral del proceso de entrenamiento atlético y del buen estado físico general.

En general, la recuperación tiene cuatro componentes:

1. **El sueño**—Los estadounidenses, en general, no tienen un sueño lo suficientemente profundo y reconstituyente. Esto resulta un problema para la persona sedentario detrás de un escritorio que desea estar más alerta; es una crisis para el triatleta finamente sintonizado que espera ser uno de los primeros en bajarse de la bicicleta y anhela no sufrir un tirón en los músculos isquiotibiales durante el maratón. Todo atleta activo debe tener por lo menos ocho horas de sueño ininterrumpido por noche. Completar el último ejercicio físico del día por lo menos tres horas antes de irse a dormir ayuda a lograr esto y le permite a la mente y al cuerpo relajarse. El sueño contribuye a que los niveles de ácido láctico desciendan, estimula el crecimiento muscular, reequilibra los niveles de hormonas causantes de la fatiga y le permite al cuerpo absorber adecuadamente los nutrientes que le proporciona.

2. **El estiramiento**—El estiramiento antes y después del ejercicio físico evita las lesiones, pero es más beneficioso cuando los músculos se encuentran calientes luego de un intenso programa de ejercicios. El estiramiento alarga las fibras musculares, dándoles fuerza y haciéndolas más dóciles a las flexiones y contracciones bruscas de los incrementos súbitos de energía en deportes como el atletismo o el béisbol. Además, mejora la circulación y la función del sistema linfático, que elimina los desechos del cuerpo. El yoga y pilates son programas comunes que ayudan al estiramiento profundo de los músculos junto con la disciplina que los acompaña, la respiración profunda.

3. **La inactividad**—Como comenta el Campeón Mundial Ironman™ 2010 Chris McCormack en su libro, *I'm Here to Win*, no te vuelves más fuerte haciendo bicicleta o en el gimnasio, sino en el sillón mirando TV luego de haber realizado los ejercicios físicos. El descanso y la inactividad—simplemente abstenerse de realizar un entrenamiento atlético y dejar que su cuerpo esté inactivo—son esenciales para una recuperación efectiva, especialmente para la prevención de lesiones. La mayoría de los atletas se lesiona durante el entrenamiento porque entrenan en exceso y no le prestan atención a las señales que les envía su cuerpo: músculos doloridos, agotamiento, tensiones o dolor de articulaciones, entre otras. Durante el descanso, el cuerpo trabaja para reparar el daño que le infligimos a través del ejercicio físico estresante. Esta es la razón por la que la mayoría de los programas de ejercicio físico incorporan, por lo menos, un día de descanso.

4. **El trabajo muscular profundo**—Los programas de ejercicios caseros más vendidos incorporan semanas de recuperación después de tres o cuatro semanas de riguroso entrenamiento cardiovascular y con pesas. Estas semanas de recuperación no son ociosas; incluyen ejercicios físicos que hacen funcionar los sistemas aeróbicos y anaeróbicos del cuerpo sin empujar los músculos a una lesión. Además, esta actividad atlética menos intensa también acelera la eliminación de ácido láctico de los tejidos debido al aumento del flujo sanguíneo. Las disciplinas de recuperación más efectivas incluyen el trabajo de la parte media, yoga y estiramiento profundo. Este trabajo mantiene a los músculos activos y en funcionamiento, sin provocar daños.

El trabajo muscular profundo también puede incluir masajes, algo que la mayoría de los atletas de élite consideran poderosamente reconstituyente.

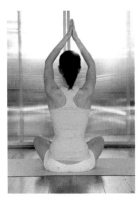

La recuperación es el tiempo en el que el cuerpo se adapta al estrés positivo del entrenamiento físico, a través del desarrollo de nueva masa muscular y del restablecimiento de los niveles de glucógeno del cuerpo. El período que sigue directamente a los ejercicios físicos intensos es particularmente importante para el entrenamiento atlético. Durante este tiempo, el cuerpo queda vacío y vulnerable a las lesiones y al agotamiento. Sin embargo, también es primordial para el uso de los nutrientes vitales que pueden acelerar la reparación muscular, reforzar el sistema inmunológico y adelantar el reabastecimiento de los suministros de alimento. Es vital que los atletas de todo tipo—de velocidad, de fuerza y de resistencia—sepan darle a sus cuerpos los nutrientes adecuados durante esta oportunidad de recuperación. Debido a que este es un libro de nutrición para el rendimiento, nos enfocaremos en los aspectos nutricionales de una adecuada recuperación.

Hidratación

Aunque el agua no tenga ningún valor nutricional, sigue siendo la sustancia más importante que podemos ingerir para la salud y el funcionamiento óptimo del cuerpo. El ejercicio agota esta molécula vital, tanto así que los corredores de distancia y otros atletas de resistencia deben rehidratarse mientras compiten para reducir el riesgo de calambres, lesiones, sobrecalentamiento y afecciones peligrosas como el golpe de calor. Luego de una sesión intensa en el gimnasio, en la pista o en la bicicleta, su cuerpo necesita agua. La mayor parte del agua que un atleta de élite pierde será reabastecida a través de los suplementos y las bebidas con electrolitos, pero es esencial asegurarse de no sufrir una deshidratación crónica. Si siente sed durante un ejercicio físico, ya está deshidratado.

La pauta para no deshidratarse durante el ejercicio físico intenso es no perder más del 2% del peso corporal a través de la pérdida de fluidos. En otras palabras, un hombre de 200 libras (91 k) que corre un maratón puede terminar la carrera con un peso de 196 libras (89 k) y estaría dentro de los parámetros aceptables. Durante la recuperación de un entrenamiento o una competencia, la rehidratación es especialmente importante. Beba alrededor de 16 onzas (450 cm3) de agua por libra de peso muscular perdida para rehidratarse adecuadamente. Si bien los batidos y otros suplementos deportivos diseñados para la recuperación son buenos, evite las bebidas salinas con electrolitos orientadas a los consumidores comunes. Tienen altos niveles de azúcar y no contienen los antioxidantes y otros nutrientes clave que el cuerpo anhela luego de un ejercicio físico intenso.

Además, hay que tener cuidado con la sobrehidratación durante la recuperación. Un estudio realizado en 2005, publicado en la *New England Journal of Medicine* realizó un seguimiento de 488 corredores que habían completado la Maratón de Boston y descubrió que un 13% tenía niveles de cloruro de sodio en sangre peligrosamente bajos, un estado conocido como hiponatremia. Esto puede ocurrir cuando los atletas toman tanta agua común que los electrolitos vitales se diluyen. En vez de tomar agua común hasta saciarse, es más prudente consumir bebidas nutricionales luego de realizar ejercicios físicos para restablecer los niveles de electrolitos y luego "llenarse" de agua.

Atleta: Jason Lester, participante de la competencia Ultraman, creador de EPIC5 y ganador del premio ESPY (Premio anual a la excelencia en el desempeño deportivo) como Mejor Atleta Masculino con una Discapacidad

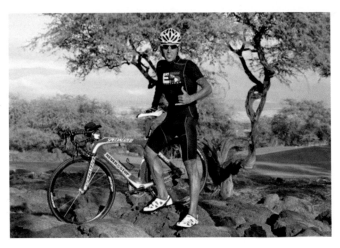

Jason Lester completó el escarmentador triatlón Ultraman (un Ironman™ del doble de longitud que se corre durante tres días), corrió 306 millas (492 km) desde Las Vegas hasta el Monte Whitney en California para recaudar dinero para obtener agua potable, y creó y completó el Desafío EPIC5—cinco triatlones Ironman™ en cinco islas hawaianas diferentes durante cinco días consecutivos. Y ha logrado todo esto con su brazo derecho paralizado. Ahora, este atleta de resistencia increíble, que también es vegano y autor del libro *Running on Faith*, nos cuenta sus secretos sobre la resistencia y el rendimiento:

¿Cual es tu rutina de ejercicios físicos diaria?

Mis ejercicios físicos diarios varían, dependiendo de cuál sea la carrera para la que esté entrenando. Normalmente, realizo dos sesiones por día—ya sea, bicicleta/nado o nado/carrera. El promedio es de 3 a 4 horas de entrenamiento por día.

¿Cual es tu dieta diaria típica?

En el desayuno, lo primero que tomo cuando me levanto, antes de realizar ejercicios físicos, es una bebida con electrolitos. Luego de realizar ejercicios físicos, tomo un batido vegano. El cáñamo y el aceite de lino son agregados estándar en mis batidos. En el almuerzo, a menudo, como manteca de almendras con pan de cáñamo y agave o un sándwich Avocado-Veganaise® (de aguacate con mayonesa). Dependiendo de dónde me encuentre durante el entrenamiento, tomo otro batido o un jugo con hojas verdes a la tarde. Mi propósito es comer frutas frescas y un aguacate durante el día. Una cena típica sería muchas verduras con tofu y arroz integral.

¿Utiliza suplementos dietarios? Si es así, ¿cuáles?

Intento absorber todas las vitaminas a través de alimentos reales, pero sí, tomo cromo y, a veces, un suplemento de AACR (aminoácidos de cadena ramificada).

¿Qué alimentos come y qué suplementos toma para estimular la recuperación, lo que le permite entrenar más intensamente y, a la vez, prevenir las lesiones?

No tomo suplementos para recuperarme ya que creo fervientemente que una alimentación real basada en verduras es la mejora ayuda para sanarse. Ya que soy vegano, todo lo que como es a base de vegetales. Otro componente clave para la recuperación total es el descanso. Intento incorporar una siesta entre las sesiones de entrenamiento cada vez que puedo.

¿Conoce los beneficios del óxido nítrico? Si es así, ¿lo incorpora a su régimen nutricional?

Lo conozco muy bien, pero estoy convencido de que las personas deben elegir sus suplementos por ellos mismos. He estado corriendo y entrenando desde los 15 años, así que conozco qué es lo que funciona para mí. Por eso he elegido una dieta basada en los vegetales y soy vegano. Intento no arriesgarme con suplementos que pueden funcionar para algunas personas, y no para mí. Continúo usando lo que sé que es mejor para mi rendimiento y recuperación. También he descubierto que, no evitar los aceites, los aguacates y las grasas buenas, me ayuda a recuperarme.

Una de las razones por las que creé el Desafío EPIC5 fue para ver lo que el cuerpo humano podía lograr con una dieta basada en vegetales. Mi propósito ha sido comer sólo alimentos reales, como la manteca de almendras o los sándwiches de aguacate, e incorporar electrolitos de fuentes naturales, como el agua de coco. Cualquier suplemento nutricional adicional sería de la línea de productos Vega, con todos ingredientes naturales basados en los vegetales. Mi recuperación cada día cumplía mis objetivos. No necesitaba utilizar geles, barras o productos con azúcar de acción rápida. Toda el azúcar la obtengo de frutas reales y alimentos reales.

¿Cómo mantiene un nivel de rendimiento óptimo con las demandas relacionadas con los viajes que implica este deporte?

Una de las grandiosas características de los alimentos que como es que son móviles—batidos, barras y suplementos. Viajo con mi licuadora para hacer batidos frescos en el viaje ya que es difícil encontrar la nutrición óptima en la ruta. Me gusta averiguar dónde están los mercados orgánicos locales y también preparar comidas por adelantado antes de viajar.

¿Qué aspectos de su programa de gimnasia y de nutrición considera más importantes para obtener los resultados que desea (por ej.: entrenamiento de la zona media para prevenir lesiones, etc.)?

El entrenamiento de la zona media está primero en mi lista; lo incorporo a mi rutina de entrenamiento. También tengo una rutina específica de la zona media que realizo en el gimnasio dos veces a la semana. He obtenido grandes resultados no sólo en la natación, sino que también en la carrera y el ciclismo. Estoy a favor del entrenamiento de la zona media para lograr un buen rendimiento.

Desde la perspectiva nutricional y de la actividad física, ¿qué recomendaría a los atletas jóvenes o a quienes realizan actividad física los fines de semana, que desean llegar al siguiente nivel de su rendimiento?

Yo creo que cualquier atleta, desde quienes realizan actividades los fines de semana o los que recién comienzan, hasta los avanzados, se pueden beneficiar de la incorporación de una dieta basada más en los vegetales, simplemente porque mientras más alimentos reales incorporemos, más vivos nos sentiremos. He visto grandes avances en mi entrenamiento y recuperación después de volverme vegano y de incorporar una dieta basada en los vegetales.

¿Cuál es tu mejor momento deportivo?

Mi mejor momento sería haber estado en el Campeonato Mundial Ultraman 2008 en Kona y convertirme en el primer atleta discapacitado en completar la carrera. Este logro me hizo ganar la nominación al ESPY.

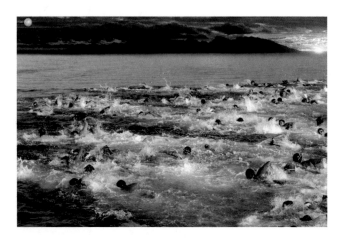

¿Cuáles son las tres cosas que le recomendarías a un atleta recreacional o de élite para mejorar su rendimiento con el paso de los años?

Escucha y sincronízate con tu cuerpo. Tu cuerpo te dice la verdad. Te dirá lo que necesita. Entrena más inteligentemente, no más arduamente. Es mejor estar entrenado un 5% por debajo del nivel que sobreentrenarse. Está bien no realizar ejercicios físicos si tu cuerpo necesita descansar. El descanso y la recuperación te permiten entrenar más ardua y enérgicamente al día siguiente. Si no estás en sintonía con tu cuerpo, sólo te destruirás. La nutrición y el descanso son dos de los componentes más valiosos del rendimiento.

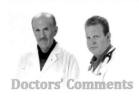

Doctors' Comments

Como un atleta de resistencia vegano, Jason sí que es una raza especial. Es muy probable que, a pesar de los beneficios extremadamente saludables que tiene una dieta a base de vegetales, no obtenga todo el ON que necesita. Sin embargo, debido a su increíble nivel de entrenamiento, podemos asegurar que su producción de ON llega a la estratósfera. Además, es posible que obtenga suficientes antioxidantes de su dieta vegana para que su cuerpo pueda recuperarse. Pero para los atletas de resistencia amateur que no son veganos y que no entrenan en el mismo nivel que Jason, la suplementación es la clave para acumular cantidades de ON y para obtener los antioxidantes necesarios para evitar el daño celular durante la recuperación.

El ON y la recuperación

¿Cómo *no* ayuda el ON a la recuperación de un cuerpo atlético? Ayuda a despejar los tejidos de ácido láctico, lo que reduce la fatiga y permite a los atletas regresar a la actividad más rápido. Estimula un mejor volumen circulatorio, lo que permite eliminar otros residuos del cuerpo. Funciona como antioxidante, previniendo el daño de los radicales libres causado por la actividad física intensa. Actúa como agente antiinflamatorio, previniendo parte del dolor y la inflamación que pueden presentarse en los músculos y articulaciones después del entrenamiento. Lleva los nutrientes y el oxígeno a los músculos cansados, lo que permite el aumento del tamaño y la fuerza después del entrenamiento de resistencia.

En pocas palabras, el ON es una "máquina de recuperación". Tener depósitos óptimos de esta molécula es vital para la recuperación de todos los atletas luego de la actividad, independientemente de si el deporte que practican se centra en la velocidad, la fuerza, la resistencia o en una mezcla de las tres. A los atletas que buscan evitar las lesiones posteriores al ejercicio físico, maximizar los beneficios musculares y cardiovasculares del entrenamiento de alta intensidad y regresar al deporte más rápidamente después de una actividad física desafiante, se les aconsejará la suplementación con precursores del ON y con los nutrientes que apoyan a esta increíble molécula.

La dieta y la recuperación

La dieta de recuperación debe ser rica en dos macronutrientes: los carbohidratos complejos y las proteínas magras. Luego de haber reducido las reservas de glucógeno del cuerpo con ejercicios físicos de alta intensidad, será imperativo volver a introducir carbohidratos complejos para reponer esos depósitos. El cuerpo aceptará los azúcares simples, pero éstos tienen la desventaja de que se digieren rápidamente, aumentando los niveles de insulina y reduciendo la absorción por parte de los músculos del glucógeno producido. Los carbohidratos complejos, por otra parte, se descomponen lentamente, lo que aumenta la cantidad de alimento que el músculo puede reabsorber.

La diferencia de rendimiento entre un atleta que, regularmente, recarga carbohidratos justo después de realizar actividades físicas y a lo largo de la fase de recuperación, y uno que no, puede ser enorme. El cuerpo tiene un depósito de glucógeno incorporado limitado; incluso los atletas de élite que tienen una nutrición perfecta pueden correr o andar en bicicleta utilizando la energía almacenada por 75 a 90 minutos. No obstante, ese tiempo está muy lejos de ser el de un atleta con una recuperación pobre que recarga carbohidratos en el momento incorrecto o consume carbohidratos de mala calidad. Un atleta así puede tener tan sólo 20 valiosos minutos de combustible en sus músculos—los suficientes como para cubrir, quizás, tres millas (5 km) de maratón a un ritmo moderado. Este atleta necesitará aumentar la nutrición durante las carreras, lo que incrementaría su peso, la necesidad de orinar y el riesgo de descompostura gastrointestinal.

El otro nutriente de recuperación fundamental es la proteína. Como ya hemos comentado, el ejercicio físico daña los músculos y las proteínas son los componentes esenciales de la recuperación muscular. Al sanar los micro desgarros de las fibras musculares, se agrega masa muscular, que luego se transforma en músculos nuevos para almacenar glucógeno adicional. Más músculos equivalen a más energía y mayor rendimiento. Las fuentes de proteínas magras, como también los suplementos de proteína (ver debajo), son una parte fundamental de la recuperación.

En las comidas que ingiera inmediatamente después del ejercicio físico, consuma carbohidratos y proteínas juntos, ya que los carbohidratos aumentan la absorción de las proteínas. Estas sugerencias nutricionales reflejan la necesidad de combinar alimentos para lograr la recuperación:

- **Leche chocolatada**—Esta es una bebida de recuperación sorprendentemente popular.
  Los líquidos son alimentos de recuperación populares porque se absorben en el cuerpo más rápidamente que los sólidos. Una pinta (473 ml) de leche chocolatada desnatada tiene alrededor de 300 calorías, 50 gramos de

carbohidratos y 16 a 20 gramos de proteínas, lo que la convierte en un punto de partida perfecto para la comida posterior al ejercicio físico.

- **Carne magra y arroz integral**—El pollo o la carne más el arroz nos proporcionan un golpe de proteínas, junto con fibras y carbohidratos complejos. También, la combinación proteínas/arroz aumenta la saciedad (la sensación de estar lleno) para que comamos sólo lo que nuestro cuerpo necesita y no consumamos calorías innecesarias en exceso.

- **Pescado**—El salmón, el atún, la tilapia y otros pescados son elecciones estupendas bajas en grasa y con alto contenido de proteínas. Agregue una batata o una verdura de alto contenido de carbohidratos cocinado al vapor, como el brócoli o el coliflor, a la mezcla y obtendrá muchos ácidos grasos omega 3, carbohidratos complejos y fibras para reponer los depósitos de glucógeno y reconstruir los músculos, mientras disminuye la inflamación.

- **Sándwich de aguacate**—Los aguacates contienen grasas monoinsaturadas saludables; una fruta mediana contiene aproximadamente 30 gramos. Este es un alimento denso en calorías que es muy bueno para los niveles de colesterol y que también es rico en potasio, otros oligoelementos, vitamina K y vitaminas del grupo B. Haga un sándwich con pan integral y agregue carbohidratos complejos y fibra a la comida para después del entrenamiento.

- **Manzanas con mantequilla de maní**—Una vez más, queremos comidas ricas en calorías que nos proporcionen altos niveles de nutrientes saludables. Las manzanas no tienen muchas calorías, pero son generadoras de nutrientes, ya que nos proporcionan pectina, vitamina C, fibras y antioxidantes. La mantequilla de maní (u otra manteca de frutos secas como el girasol) contiene muchas calorías necesarias, proteínas y grasas beneficiosas.

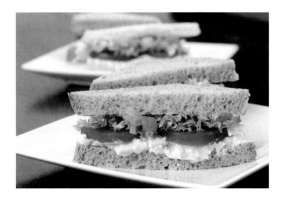

Atleta: George Brett, estrella de la Ligas Mayores de Béisbol, retirado, e integrante del Salón de la Fama

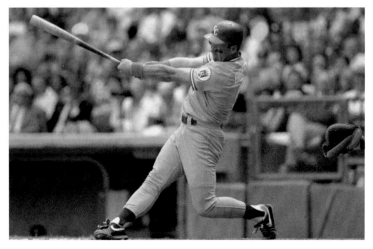

George Brett se convirtió en una leyenda durante su larga carrera como jugador de tercera base de los City Royals de Kansas. Ya retirado, y con cincuenta y ocho años, todavía lleva una dieta saludable y entrena para pasar más tiempo con sus hijos y mantenerse en forma. En esta entrevista, nos cuenta sus secretos relacionados con la salud después de su carrera profesional.

¿Cual es tu rutina de ejercicios físicos diaria?

Mi rutina de ejercicios físicos está compuesta básicamente de ejercicios aeróbicos. Hago muchos ejercicios aeróbicos, trabajo de abdominales y estiramiento. Nunca había hecho mucho levantamiento de pesas, pero ahora estoy comenzando a hacerlo. No obstante, diría que el tiempo promedio es de alrededor de 45 minutos por día, seis o siete días a la semana. Estuve haciendo un entrenamiento de carrera de velocidad con los Royals por tres semanas y falté sólo un día. Por eso, puedo recuperarme y entrenar todos los días, y ahora intento cuidar lo que como.

¿Cual es tu dieta diaria típica?

Normalmente, tomo mis suplementos de proteína y los mezclo con agua. Coloco un par de cucharadas en la licuadora; coloco la tapa, licuo y lo tomo inmediatamente después del ejercicio físico. Hago ejercicios físicos a las 9:00 a. m. aproximadamente, por lo que termino entre las 10:00 a. m. y 10:15 a. m. Tengo tiempo para utilizar el sauna y esas cosas.

Tomo un batido a las 11:00 u 11:30 a. m. aproximadamente y, luego, es la hora del almuerzo. Bien, ¿adivina qué? Voy a almorzar y, de repente, no me como una hamburguesa con queso. No como un gran almuerzo. Muchas veces, en el almuerzo, como una ensalada, o algo de pescado y cosas como esas. Simplemente, no como en exceso. Muchos de mis amigos, cuando como con ellos, comen una hamburguesa, un Patty Melt o un queso grillado, pero también comen papas fritas y comidas chatarra. Y ésa es una de las cosas de las que trato de alejarme.

Trato de alejarme de las comidas rápidas, las comidas fritas y el pan lo más que puedo y trato de comer muchas proteínas. Ya saben—pescado, pollo, carne. Me encantan, y hago muchas parrilladas. Tengo tres varones en edad de secundaria, que ya son chicos grandes. Les gusta comer y juegan al fútbol y al béisbol. Por lo tanto, pasamos mucho tiempo en verano e invierno en Kansas City haciendo parrilladas.

¿Utiliza suplementos dietarios? Si es así, ¿cuáles?

Todavía tomo muchas vitaminas—vitamina B, C y demás. Pienso que, con todo el ejercicio físico que hago, es muy, muy importante para mí tomar las vitaminas esenciales para mantener mi cuerpo en forma. Una de las cosas más importantes que tomo es el polvo de proteínas de suero lácteo. Lo disuelvo en agua después de realizar los ejercicios físicos. Tomo coenzima Q10. Tomo mucha vitamina D junto con otras múltiples vitaminas, al igual que aceite de pescado, una estatina y una aspirina para niños para el colesterol.

Pienso que si no tomara todas esas cosas, no podría recuperarme de la manera que lo hago y realizar ejercicios físicos por al menos 30 minutos al día por semana. Diría que el promedio es probablemente 45 minutos a una hora. Probablemente, lo hago cinco o seis días a la semana. Realmente, creo que si no tomara esas cosas esenciales que mi cuerpo necesita para recuperarse a los cincuenta y ocho años, no estaría en tan buena forma.

Cuando empecé a envejecer un poco, comencé a tomar muchos suplementos de proteína. Y, como resultado de eso, me siento mejor ahora que cuando jugaba. Tengo 58 años. Me retiré a los cuarenta años y, ahora, peso tres libras (1,350 kg) más que cuando jugaba.

¿Qué alimentos come y qué suplementos toma para estimular la recuperación, lo que le permite entrenar más intensamente y, a la vez, prevenir las lesiones?

Mientras más viejo te pones, más te hace saber tu cuerpo que estás envejeciendo. Entonces, ¿qué haces? Lo combates de alguna manera, y yo lo combato con vitaminas y proteínas. Ahora, incluso a mi edad, tengo muchos amigos con quienes juego béisbol y es asombrosa la cantidad de ejercicios físicos y las cosas que hacen para mantenerse en forma. Para poder recuperarte y hacer ejercicios todos los días, tienes que tomar esas cosas. Yo creo que muchas personas no lo saben, pero mientras más envejeces, más proteínas necesitas.

¿Conoce los beneficios del óxido nítrico? Si es así, ¿lo incorpora a su régimen nutricional?

He escuchado algo sobre el óxido nítrico y lo que hace: aumenta el flujo sanguíneo hacia los músculos, hace que los músculos trabajen más tiempo y permite que vuelvas mejor al día siguiente. Si hubiera algún producto de óxido nítrico en el que creyera, definitivamente lo tomaría. Para mí, está relacionado con la recuperación. Pienso que se trata de poder hacer algo un día y volver al día siguiente y hacer lo mismo. Algunos días tu cuerpo está un poco perezoso, y el óxido nítrico, según empiezo a entender, le ayuda a tu cuerpo a recuperarse con más rapidez. Esto es mejor para tus músculos, porque el oxígeno llega a los músculos. Como resultado de eso, te ayudará a ser más grande y más fuerte, y a durar más tiempo.

¿Qué aspectos de su programa de gimnasia y de nutrición considera más importantes para obtener los resultados que desea (por ej.: entrenamiento de la zona media para prevenir lesiones, etc.)?

Las personas que trabajan de ocho a cinco todos los días son quienes realmente tienen que, en mi opinión, cuidarse mejor y tomar mejores decisiones. Las mejores opciones son tomar los suplementos diarios que necesitas para tu sistema, cuidar lo que comes y hacer una actividad física. Sé que algunas veces, cuando viajas, es difícil hacer ejercicios físicos. En esos días soy muy, muy cuidadoso con lo que como.

Algunas veces, los viernes a la noche, s algo con mis amigos. Puedo ir a una fiesta o a una función. Tal vez ponga cosas en mi sistema que normalmente no pongo. Pero al día siguiente, ése es el día en que trabajo duro en la cinta o en la máquina de ejercicios cardiovasculares e intento "empatar el juego". Pienso que por eso estoy en tan buen estado físico; porque tengo el tiempo y hago el esfuerzo de cuidar lo que como y hacer actividad física diariamente. Además, me aseguro de darle a mi sistema sólo aquellas cosas que son buenas para él.

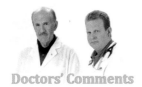

Muchos atletas profesionales dejan de preocuparse por sus cuerpos al finalizar sus carreras. Ese no es el caso de este miembro del Salón de la Fama. George se ha mantenido activo y en buen estado físico aunque no usa suplementos con ON, con los cuales se beneficiaría aún más. Su ejemplo es muy ilustrativo: un hombre de mediana edad con una sólida rutina de preparación física, colesterol elevado y ganas de permanecer activo y en forma por muchos años. Para estos hombres y mujeres la suplementación con ON mejora la recuperación y permite entrenamientos más intensos que, a su vez, producen resultados excelentes. Se ha demostrado también que el ON tiene efectos positivos en la presión arterial, que en muchos hombres de la edad de George puede ser elevada. En síntesis, los hombres de casi cualquier edad pueden beneficiarse de la suplementación con ON mientras se esfuerzan para mantenerse en estado, activos y saludables durante toda la vida.

Nutrientes energéticos y recuperación

- **Coenzima Q10**—La coenzima Q10 es especialmente beneficiosa para el corazón, y muchos pacientes que toman estatina también toman este nutriente energético, que es agotado por la estatina. Esta coenzima ayuda a mantener un músculo cardíaco saludable. La coenzima Q10 contribuye a la recuperación al ayudar a optimizar el estado del corazón, lo que a su vez ayuda a aumentar el volumen circulatorio y la potencia de bombeo. También funciona como un poderoso antioxidante, ayudando a prevenir el daño de los radicales libres en los tejidos vulnerables luego de una actividad física estresante.

- **AACR**—Hasta un 75% del tejido muscular del cuerpo está compuesto de estos tres aminoácidos de cadena ramificada (leucina, valina, isoleucina), por lo que es fácil comprender cómo el mantenimiento de los niveles suficientes de AACR ayudará en la recuperación muscular. Son esenciales para el proceso de desarrollo muscular y deben consumirse como parte del programa de recuperación de todos los atletas.

- **Proteínas**—La proteína de suero lácteo es el estándar de oro de las proteínas en la recuperación atlética. La proteína de suero lácteo aislada es la más biodisponible de las fuentes de proteínas, lo que significa que el cuerpo puede absorber y utilizar un porcentaje mayor de las proteínas consumidas de esta fuente que de otras fuentes de proteínas, incluidos los huevos y la soja. Tomar batidos de suero lácteo aislado es el método preferido para consumir proteínas después del ejercicio físico o después de una carrera.
  Evite los concentrados *de suero lácteo*, que generalmente contienen menos proteínas utilizables y pueden contener lactosa, que muchas personas no toleran.

- **Antioxidantes**—Los suplementos de antioxidantes que contienen una amplia gama de nutrientes antioxidantes (ejemplos: el selenio, el zinc, el glutatión, la coenzima Q10 y el extracto de semilla de uva) son la principal defensa de su cuerpo contra el daño celular causado por el estrés oxidativo. De acuerdo con algunos cálculos, los atletas sumamente activos producen niveles diez veces más altos de radicales libres perjudiciales que las personas sedentarias, sólo a través del ejercicio, sin contar los que se producen por medio de la exposición a toxinas del ambiente, el estrés emocional y otras causas. Por lo tanto, los suplementos de antioxidantes son esenciales para neutralizar los radicales libres y prevenir el daño durante la recuperación.

- **Carnitina**—La carnitina ha sido por mucho tiempo un suplemento popular por sus propiedades de mejoramiento del rendimiento, pero ahora las investigaciones indican que también puede mejorar la recuperación. Un estudio publicado en la *Journal of Strength and Conditioning Research* estudió a diez hombres, algunos de los cuales tomó un suplemento de L-carnitina L-tartrato, mientras que otros tomaron un placebo. Luego de tres semanas de suplementación, los hombres comenzaron a realizar ejercicios físicos de sentadillas intensivos. Los análisis demostraron que los hombres que tomaron la carnitina tuvieron niveles más bajos de daño en los tejidos que el grupo del placebo y también tuvieron niveles más altos de un precursor de una importante hormona de crecimiento anabólico. Aparentemente, la carnitina fomenta el mejoramiento de la reparación y el crecimiento musculares durante la fase de recuperación.

Nutrientes energéticos para la recuperación

- Coenzima Q10
- AACR (Aminoácidos de cadena ramificada)
- Proteína
- Antioxidantes
- L-carnitina

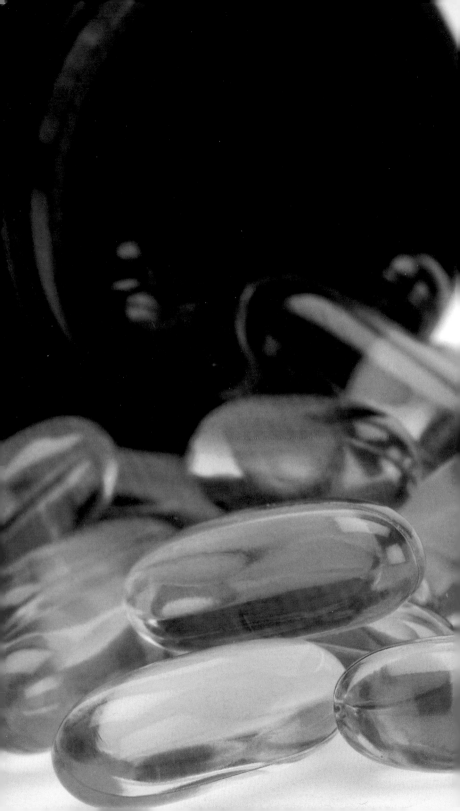

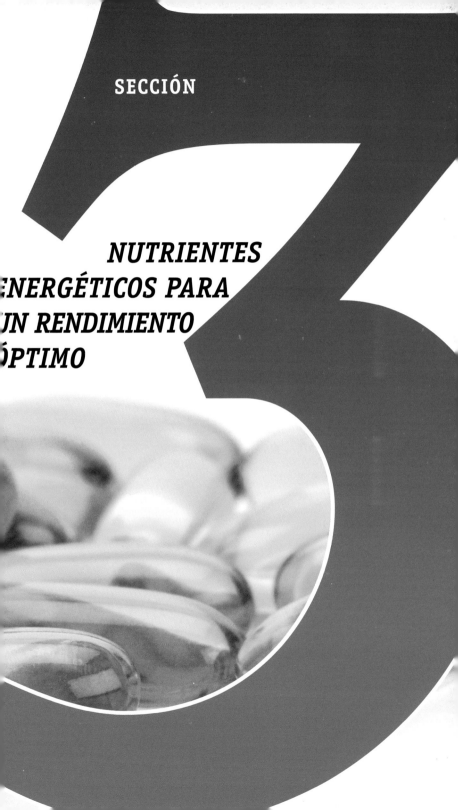

NUTRIENTES ENERGÉTICOS PARA UN RENDIMIENTO ÓPTIMO

Capítulo nueve
Antioxidantes

Datos sobre el poder de los antioxidantes

✦ Los antioxidantes aumentan la efectividad del óxido nítrico, que dilata los vasos sanguíneos y contribuye a un endotelio más saludable y, por lo tanto, previene disfunción cardiovascular y mejora el rendimiento atlético.

✦ Los antioxidantes protegen a los atletas de los radicales libres producidos por el ejercicio físico.

✦ Los antioxidantes, especialmente la vitamina C, mantienen la salud del tejido conjuntivo y previenen lesiones.

La palabra *antioxidante* describe a un grupo de nutrientes—incluidas las vitaminas, los minerales y los flavonoides—que son efectivos en la neutralización de radicales libres que dañan las células. Como parte de la oxidación normal de los alimentos para convertirlos en energía, se forman radicales libres— moléculas con electrones desparejados—. Debido a que tienen una carga eléctrica negativa, estos electrones son atraídos hacia los protones con carga positiva de las células circundantes. Este proceso de "robo" de un protón del núcleo de una célula puede causar daño celular y en el ADN, lo que posiblemente conduce al cáncer y a otras enfermedades relacionadas con la edad.

Es más, el ejercicio físico aumenta el flujo sanguíneo hacia los músculos, lo que, a su vez, suministra más oxígeno y otros nutrientes al cuerpo. Como el uso del oxígeno aumenta, también aumenta la producción de radicales libres. No se puede evitar la creación de radicales libres en el cuerpo, y esto hace que los antioxidantes protectores sean mucho más importantes.

Además de los beneficios para la salud cardiovascular, la generación de músculos y la prevención de enfermedades, los alimentos ricos en antioxidantes, como los arándanos, tienen muchos nutrientes que proporcionan partículas elementales que se aparean con los radicales libres y evitan que causen daño celular. Los antioxidantes están presentes en muchas frutas y verduras, y también en frutos secos y granos. Comer una dieta balanceada que incluya una variedad de frutas y verduras enteras le ayudará a obtener un suministro constante de antioxidantes.

Entre los nutrientes antioxidantes importantes, se incluyen:
- Vitamina E
- Vitamina C
- Selenio (un oligoelemento que se necesita para el correcto funcionamiento de uno de los sistemas de enzimas antioxidantes del cuerpo)
- Zinc
- Manganeso

Además de comer alimentos ricos en antioxidantes, es bueno aumentar su ingesta como parte de un régimen de suplementación diario, especialmente cuando se realizan actividades físicas de manera regular. Los suplementos antioxidantes pueden complementar la dieta y mantener estables los niveles de antioxidantes en aquellos momentos en que no puede cumplir con su dieta balanceada, como por ejemplo cuando viaja por trabajo o para asistir a una competencia.

Usos para los atletas

✦ Unirse a los radicales libres generados por la actividad física.

✦ Mejorar la salud de los vasos sanguíneos a través de la oxigenación de los tejidos.

✦ Fortalecer el sistema inmunológico.

✦ Proteger al ADN

✦ Optimizar la función del óxido nítrico

✦ Mejorar la tolerancia al ejercicio físico, y así reducir el impacto de la inflamación después de la actividad física y mejorar la recuperación.

Antioxidantes y rendimiento atlético

El Dr. Kenneth Cooper, reconocido como el padre del aerobic y fundador del instituto The Cooper Institute en Dallas, afirma, "Los suplementos de antioxidantes son *imprescindibles* para los adultos que realizan actividad física".

El Dr. Russell Blaylock escribió un libro sobre este tema con el nombre *Health & Nutrition Secrets That Can Save Your Life*. En el libro, el Dr. Blaylock escribe, "El aspecto importante que se debe recordar es que la cantidad de radicales libres que se generan al realizar actividad física depende de la intensidad con que se la practica. Salvo que aumente de manera proporcional los antioxidantes dentro de la dieta, la actividad física intensa puede resultar más nociva que beneficiosa."

El Dr. Rob Childs, bioquímico especialista en nutrición de un equipo de ciclistas profesionales, afirma que, según estudios de la década de 1980, los antioxidantes reducen el daño muscular. Al mismo tiempo, investigaciones más recientes demuestran que también pueden mejorar el rendimiento de la respiración y la actividad física. "Dichos efectos revisten particular relevancia para el grupo de personas que realizan actividad física", afirma.

Este testimonio brinda razones concluyentes por las que, si usted es un atleta de alta competencia que participa en actividades físicas intensas diariamente—competiciones o entrenamientos—debe incorporar antioxidantes en su estrategia nutricional en forma de alimentos, suplementos o ambos.

Beneficios de los antioxidantes

Prevención del daño muscular

El principal beneficio de la suplementación con antioxidantes es la reducción o prevención del daño celular que se produce tras realizar actividad física intensa. Un "cóctel" de antioxidantes neutraliza las moléculas de radicales libres y promueve la curación y el crecimiento del tejido muscular durante la etapa de recuperación.

La actividad física de resistencia puede elevar la utilización de oxígeno entre 10 y 20 veces durante el estado de reposo. Si realiza actividad física de manera extenuante y regular, necesita antioxidantes para facilitar la reoxigenación del cuerpo. De lo contrario, pueden producirse lesiones. Los estudios sugieren que un aumento en el consumo de Vitamina E—un poderoso antioxidante— brinda protección contra las lesiones oxidativas generadas por la actividad física.

Mejor recuperación

Muchos expertos en medicina nutricional consideran que la Vitamina E también incide en el proceso de recuperación posterior a la actividad física. En la actualidad, se desconoce el nivel de Vitamina E que se necesita para generar estos efectos, pero la opinión que predomina es que la dieta puede ofrecer la

Beneficios de los antioxidantes

Vitamina E suficiente para la mayoría de los atletas. Creemos que la suplementación es imprescindible con una amplia gama de antioxidantes.

Mayor rendimiento

Aunque no se ha comprobado que la suplementación con antioxidantes sirva como un potenciador del rendimiento en los atletas en general, los estudios indican que, al parecer, la Vitamina E mejora el rendimiento de los atletas que compiten en elevadas altitudes. Se sugiere que los triatletas que se adaptan a mayores elevaciones pueden beneficiarse al incorporar más Vitamina E en sus dietas. Al igual que la Vitamina E, la Vitamina C le ofrece beneficios al promover el funcionamiento del óxido nítrico. Las Vitaminas C y E evitan la oxidación del ON y prolongan la durabilidad del ON, lo que ofrece mayores beneficios.

> El ácido alfa lipoico (AAL) es un "antioxidante universal" que promete mucho como "imitador de la insulina" y colabora en el control de los niveles de azúcar en sangre, y el uso y el almacenamiento efectivos de los carbohidratos. La función de imitación de la insulina del AAL ayuda al cuerpo a almacenar niveles menores de grasa y a proteger a las células de posibles daños. También demostró ser un potenciador de otros antioxidantes. El AAL también reduce potencialmente la fatiga muscular al mejorar el suministro de energía (mediante la glucosa y los aminoácidos) en los músculos.

Buenas fuentes de antioxidantes

- Verduras de hoja verde, como la espinaca y la col rizada
- Brócoli y coles de Bruselas
- Bayas, cerezas, uvas tintas y acai berry de Brasil
- Arándanos, manzanas y fresas
- Cítricos
- Aceites vegetales, frutos secos y aguacates
- Vino tinto
- Chocolate negro
- Té verde, canela, cúrcuma y curcumina

Beneficios de los antioxidantes

- Rábanos y mostaza
- Melón, guayaba y tomates
- Calabaza, albaricoque, mangos y zanahorias
- Extracto de semillas de uvas

Aunque algunos alimentos ofrecen ciertos niveles de antioxidantes, no debe depender por completo de los alimentos para cubrir los requerimientos diarios; en especial cuando somete su cuerpo al estrés de un entrenamiento atlético riguroso. Nuevamente, recomendamos una combinación de nutrición suplementaria con antioxidantes.

Relación con otros nutrientes

Debido a la amplia y creciente cantidad de antioxidantes, como así también los diversos alimentos en los que se encuentran, es imposible reflejar aquí todas las combinaciones posibles de interacciones entre nutrientes. Para obtener más información, visite www.healthiswealth.net.

Interacciones

Nota: La mayoría de las interacciones entre los medicamentos de venta bajo receta y de venta libre, y estos antioxidantes generan bajos niveles de antioxidantes en el cuerpo. Esta reacción no conlleva ningún peligro. Sin embargo, consulte a un profesional de la salud antes de diagramar un suplemento con antioxidantes si utiliza algunos de estos medicamentos:

- Los niveles de Vitamina E pueden reducirse ante algunos medicamentos para reducir el colesterol.
- La Vitamina C puede interactuar con las aspirinas y los medicamentos antiinflamatorios sin esteroides y, así, se reducen los niveles de Vitamina C en el cuerpo.

Suplementación recomendada

Recomendamos alguna combinación de los siguientes nutrientes de antioxidantes:

- **Vitamina C**—2000 a 4000 mg diarios
- **Vitamina E (mezcla de tocoferoles)**—1000 IU diarias
- **Carotenoides (betacaroteno)**—25 000 IU diarias
- **Zinc**—30 mg diarios
- **Selenio**—200 mcg diarios
- **Curcumina**—400 a 1200 mg diarios
- **Extracto de té verde**—100 a 750 mg diarios de extracto de té verde estandarizado (98% polifenoles y 45% EGCG). Si lo prefiere, se ofrecen y recomiendan productos sin cafeína.
- **Resveratrol**—100 a 200 mg diarios
- **Ácido alfa lipoico**—300 a 600 mg diarios
- **Extracto de granada**—1000 mg diarios de extracto natural de polifenol de granada (estandarizado a 30% de punicalaginas)

Capítulo diez

Aminoácidos de cadena ramificada (AACR)

Datos sobre el poder de los AACR

✦ Los AACR constituyen el 35% de los aminoácidos esenciales en las proteínas musculares y el 40% de los aminoácidos preformados que requieren todos los mamíferos.

✦ Los levantadores de pesas y otros atletas que consumen porcentajes superiores de AACR consideran que sirve para aumentar la masa muscular magra.

✦ Los AACR, al igual que los aminoácidos, no requieren e la digestión; pasan directamente al torrente sanguíneo para que las células musculares los empleen de inmediato.

✦ Los AACR cubren el 70% de las necesidades de nitrógeno del cuerpo.

Los aminoácidos de cadena ramificada (AACR), leucina, valina y isoleucina, se "encadenan" mediante átomos de carbono y se encuentran entre los principales componentes de generación de músculos saludables.

La actividad física consume rápidamente los aminoácidos, por lo que, como atleta, debe reabastecerlos para que su cuerpo funcione adecuadamente. Si un atleta bajo un estricto entrenamiento no los reabastece, se puede generar un estancamiento e impedir las mejoras en la fuerza, la velocidad y la resistencia. Una deficiencia en los AACR también puede generar problemas metabólicos, como la toxicidad en la sangre y la orina.

Para lograr mejoras regulares en el rendimiento físico, se requiere un reabastecimiento regular de los AACR mediante los alimentos y la suplementación. Al mantener los niveles de AACR, también se generan beneficios en la salud, como un mejor funcionamiento cerebral, una mayor fuerza muscular y una mayor resistencia.

Usos para los atletas

- ✦ Mantener los niveles de plasma de los aminoácidos clave
- ✦ Optimizar el crecimiento muscular después de practicar actividad física
- ✦ Prevenir las lesiones en los tejidos musculares
- ✦ Mejorar la potencia en los ejercicios físicos
- ✦ Prevenir la inflamación después de los ejercicios físicos

Rendimiento atlético y AACR

Se ha demostrado que la suplementación con AACR reduce el dolor muscular que provoca la actividad física. En 2009, 12 corredores de fondo japoneses de entre 19 y 21 años participaron en un estudio doble ciego para el instituto Saga Nutraceuticals Research Institute para evaluar los efectos de la suplementación con AACR en el dolor, la lesión y la inflamación muscular durante un programa de entrenamiento intensivo. El grupo de control recibió suplementación con placebo, mientras que el resto de los participantes recibió el suplemento real en forma de bebida.

¿El resultado? Los que consumieron la suplementación real experimentaron menos dolor y fatiga que el grupo que recibió el placebo. Además, también se relacionaron menos lesiones e inflamaciones musculares con el efecto que produce la suplementación con AACR, lo que explicaría la menor sensación de dolor en todo el cuerpo.

Como ese dolor y estancamiento son dos de las condiciones más frecuentes que impiden a los atletas de élite participar de programas de entrenamiento intensivos y lograr mejoras constantes en el rendimiento, los AACR deben considerarse un suplemento importante añadido a cualquier estrategianutricional de un atleta.

Beneficios de los AACR

En un estudio reciente realizado por Departamento de las Ciencias de la Vida en la Universidad de Tokio, se descubrió que la suplementación con aminoácidos alteró los parámetros hematológicos y bioquímicos de jugadores de rugby de élite. Según este estudio, después de sólo 90 días de recibir el suplemento, casi todos los atletas demostraron mejoras en el vigor y una recuperación más rápida ante la fatiga. Este es sólo uno de los diversos estudios continuos que apuntan a los beneficios de incorporar la suplementación con AACR regular para mejorar el rendimiento atlético y aumentar la energía. Otros beneficios son:

- **Mejor recuperación**—La mayoría de los atletas experimentan una reducción sustancial en el nivel de dolor muscular después de los ejercicios luego de que incorporan la suplementación con AACR. Los músculos crecen durante la recuperación de las lesiones que se generan al sobreexigir los músculos. Una recuperación más rápida se traduce en menos tiempo para alcanzar los objetivos de tamaño y fuerza.

- **Mayor resistencia**—Los AACR elevan el nitrógeno en forma de L-alanina, que le brinda al cuerpo una fuente de generación de glucosa después de que las reservas de glucógeno se han agotado. Por ende, los AACR pueden permitirle entrenarse a niveles de intensidad superiores durante más tiempo.

- **Estimulación de la síntesis de proteínas**—Se ha comprobado que los AACR aumentan la masa muscular, incluso cuando no se entrena con pesas. Los estudios han revelado que el suplemento con AACR mejora los niveles de testosterona, de la hormona de crecimiento y la insulina.

- **Mayor pérdida de grasa**—Los estudios demuestran que la suplementación con AACR activa pérdidas significativas y preferenciales de grasa corporal del área abdominal (la capa más profunda de grasa, ubicada debajo de la grasa subcutánea, que tiende a persistir a pesar de las dietas). En un estudio, 25 luchadores de competición se dividieron en uno de los tres grupos de dietas. Un grupo consumió una dieta elevada en AACR, otro siguió una dieta baja en AACR y el resto se sometió a una dieta de control.
  Los luchadores se mantuvieron en dieta durante 19 días. El grupo con AACR elevados fue el que más grasa corporal perdió—17,3% del tejido adiposo en promedio, gran cantidad de esta pérdida tuvo lugar en la región abdominal.

Beneficios de los AACR

- **Efectos anticatabólicos** – Al convertirse directamente en combustible cuando se reducen las reservas de glucógeno del cuerpo, los AACR ayudan a evitar que el cuerpo rompa las proteínas musculares para obtener combustible, evitando así las lesiones musculares.

Buenas fuentes de AACR

Las fuentes dietarias de AACR incluyen los siguientes alimentos ricos en proteínas:

- Lácteos
- Carnes rojas
- Suero lácteo
- Huevos

Sin embargo, aunque algunos alimentos ofrecen AACR, no puede depender exclusivamente de los alimentos para obtener las cantidades necesarias que permiten lograr mejoras en el rendimiento atlético que analizamos aquí. La suplementación debe complementar una dieta variada y saludable que le permita alcanzar toda la gama de beneficios.

Relación con otros nutrientes

- L-glutamina
- Cromo

Interacciones

- Ninguna

Suplementación recomendada para los atletas

- **L-leucina—500 mg** (2:1:1) 2 a 3 veces por día, según el programa de ejercicios
- **L-isoleucina—250 mg** (2:1:1) 2 a 3 veces por día, según el programa de ejercicios
- **L-valina—250 mg** (2:1:1) 2 a 3 veces por día, según el programa de ejercicios

Capítulo once
Coenzima Q10 (CoQ10)

Datos sobre el poder de la CoQ10

✦ **Es el segundo antioxidante más importante del sistema cardiovascular, después del óxido nítrico.**

✦ **Las estatinas y el envejecimiento agotan las reservas de CoQ10 que hay en el cuerpo.**

✦ **La CoQ10 es un componente vital para la generación de energía celular de la mitocondria.**

✦ **Varios estudios han demostrado que la CoQ10 suplementaria mejora el rendimiento.**

La CoQ10 es uno de los antioxidantes más potentes del cuerpo; y también es vital para mejorar la energía celular. Cada célula de nuestro cuerpo depende de una fuente de energía denominada trifosfato de adenosina (ATP), que se genera en la mitocondria (también llamada la planta de energía) de cada célula. La CoQ10 ayuda a la mitocondria a transformar el alimento en ATP de manera más eficiente.

En la actualidad, la CoQ10, una vez denominada coenzima no esencial, se clasifica como una vitamina esencial soluble en grasas que puede proteger potencialmente al cuerpo contra los efectos dañinos de los radicales libres mediante sus propiedades antioxidantes. Este nutriente demuestra por sí mismo su capacidad para mejorar la salud y fortalecer el corazón.

Usos para los atletas

✦ **Generación de energía—La CoQ10 participa en el funcionamiento de la mitocondria y en la generación de energía a partir de las grasas.**

✦ **Funciona como un antioxidante, especialmente en el sistema cardiovascular.**

✦ **Beneficia a las personas con obesidad, síndromes metabólicos, diabetes, afecciones cardiovasculares, problemas inmunológicos, gingivitis y enfermedad de Parkinson.**

✦ **Tiene impactos positivos en el rendimiento en la actividad física y en los deportes.**

Rendimiento atlético y CoQ10

La CoQ10 puede ayudar a los atletas a mantener la energía y mejorar la resistencia durante la actividad física al permitir que el corazón bombee más sangre y mejorar la capacidad de los tejidos para tolerar los niveles bajos de oxígeno. El impacto positivo de la CoQ10 en la salud cardiovascular y los niveles de energía es el motivo por el cual los atletas de talla mundial, como el campeón mundial de 2010 Ironman™ Chris McCormack, la adoptan como suplemento. Es una aliada poderosa para el atleta que se somete a exigentes programas de entrenamiento regulares.

En un estudio doble ciego, controlado con placebos, de triple administración cruzada, investigadores de Japón descubrieron que la CoQ10 mejora el rendimiento atlético y reduce la fatiga. Los investigadores analizaron 176 adultos saludables. El grupo de control recibió un placebo durante ocho días, un grupo de prueba tomó 100 mg de CoQ10 diarios durante ocho días y un tercer grupo tomó 300 mg diarios durante ocho días. El rendimiento físico de hombres y mujeres se sometió a prueba mediante un ergómetro de bicicleta, que mide la salida de energía.

Cuando se completó el estudio, el rendimiento físico de las personas mejoró, mientras consumían los 300 mg de CoQ10. Las personas también manifestaron una reducción en la fatiga. Este prometedor estudio marca el camino hacia una investigación más intensiva sobre las dosis efectivas de la CoQ10.

Beneficios de la CoQ10

Mejora en la energía

La CoQ10 mejora los niveles de energía en los atletas y no atletas de manera semejante al colaborar en la conversión de los carbohidratos y las grasas en energía. El nutriente es necesario para la conversión mitocondrial de glucosa en trifosfato de adenosina, o ATP, la fuente de energía básica de todas las células. Los niveles óptimos de CoQ10 promueven la generación de energía y el funcionamiento de los músculos.

Mejor rendimiento a niveles bajos de oxígeno

Donde existe un nivel limitado de oxígeno (hipoxia), la CoQ10 mejora la capacidad del corazón para subsistir y generar energía. La hipoxia se produce en altitudes elevadas, cuando el flujo sanguíneo se reduce a causa de las arterias taponadas, luego de la coagulación de la sangre, durante las anginas y ante niveles elevados de grasa en la sangre.

Mejor estado muscular

La CoQ10 ayuda a evitar las lesiones musculares durante la actividad física y aumenta la resistencia. Un estudio japonés demostró que los atletas que toman CoQ10 exhibieron menos señales de lesiones musculares en la sangre después de consumir el suplemento durante 20 días, respecto de los atletas que no tomaron el suplemento. Este hallazgo sostiene la idea de que la CoQ10 funciona como un poderoso antioxidante.

Mejor rendimiento atlético

Los estudios de suplementación con CoQ10 en personas sedentarias y atletas han mostrado una mejora en la función física. Se ha demostrado que la CoQ10 mejora la frecuencia cardíaca, la capacidad de carga de trabajo y los requerimientos de oxígeno. Estas mejoras se volvieron significativas y evidentes tras consumir el suplemento por unas pocas semanas.

Salud cardíaca

Varios estudios han demostrado que la CoQ10 mejora significativamente la capacidad del corazón de bombear sangre. La investigación también sugiere que el suplemento con CoQ10 incluso puede ayudar a retrasar el proceso de envejecimiento y evitar algunos de sus efectos. Un estudio, publicado en *American Journal of Cardiology*, revela que los pacientes con problemas cardíacos que tomaron CoQ10, ya sea sola o con medicación, vivieron un promedio de tres años más respecto de quienes no incorporaron este nutriente. Este aspecto es de particular importancia para las personas de más de 55 años, que suelen presentar deficiencias de CoQ10.

Beneficios de la CoQ10

Buenas fuentes de CoQ10

Entre las fuentes dietarias naturales de CoQ10, se encuentran los pescados, la carne orgánica y los granos enteros. Sin embargo, como los alimentos pueden proporcionar sólo una pequeña cantidad de la CoQ10 necesaria para obtener beneficios en la salud y el estado atlético, la suplementación suele volverse necesaria para acumular reservas de este nutriente en el cuerpo hasta que se alcancen los niveles suficientes. Tenga en cuenta que al cocinar y procesar los alimentos se elimina la presencia natural de la CoQ10.

Relación con otros nutrientes

- Óxido nítrico que genera aminoácidos, arginina y citrulina
- L-carnitina
- Ácidos grasos omega 3
- Ácido alfa lipoico
- Vitamina E

Interacciones

- Las estatinas agotan la CoQ10 del cuerpo.

Suplementación recomendada para los atletas

- CoQ10—400 a 800 mg por día

Capítulo doce

Creatina

Datos sobre el poder de la creatina

✦ La creatina genera fosfocreatina en el cuerpo y se emplea para generar ATP (la energía de nuestras células).

✦ La creatina estimula la síntesis de proteínas y disminuye la rotura de proteínas dentro del tejido muscular, lo que le permite a las células musculares agrandarse y fortalecerse.

✦ La creatina ha demostrado mejoras significativas en el rendimiento cognitivo y la memoria.

✦ Atletas olímpicos han empleado la creatina para mejorar el rendimiento.

La creatina, también denominada ácido acético metil guanidina, es un metabolito aminoácido natural que mejora la recuperación y el incremento de la masa muscular, eleva la energía y la resistencia, y ayuda al cuerpo a mantener los niveles elevados de energía que necesita al realizar ejercicios físicos intensos. Quizás, su papel más importante sea generar la energía esencial para las contracciones musculares y los movimientos explosivos.

Creatina y rendimiento atlético

Muchos atletas consideran que la creatina es una parte vital de su rutina nutricional, ya que les permite someterse a entrenamientos más exigentes por períodos más prolongados. A su vez, esto conduce a un crecimiento muscular más rápido, una mayor fuerza y un rendimiento superior. En más de 200 estudios universitarios, la creatina ha demostrado mejoras en el rendimiento atlético y la generación de músculos. También ha demostrado mejorar el aumento de la masa corporal magra e impulsar la pérdida de grasas.

Además, la creatina demostró ser beneficiosa para el rendimiento mental. En un estudio, los participantes que recibieron ocho gramos de creatina durante cinco días consecutivos experimentaron una reducción drástica en la fatiga mental, debido al mayor consumo de oxígeno en el cerebro. Al realizar cálculos numéricos, quienes recibieron suplementos con creatina exhibieron un rendimiento muy superior luego de transcurridos cinco días, respecto del desempeño que tuvieron antes de iniciar el suplemento. Aunque solemos centrarnos en el funcionamiento de nuestros músculos durante el rendimiento atlético, la mente juega un papel vital para el rendimiento óptimo.

Beneficios de la creatina

Músculos más grandes

La creatina aumenta el volumen de las células, lo que implica buenas noticias para los atletas y los amantes del estado físico. El consumo de creatina y agua hace que las células musculares puedan contar con una hidratación estupenda. A su vez, los músculos adoptan un mayor volumen y se mejora el crecimiento muscular debido al aumento de tamaño y longitud de las fibras musculares.

Mayor rendimiento en carreras de velocidad

La creatina mejora la velocidad de la contracción muscular y la resistencia en actividades de elevada intensidad que activan por instantes el sistema aeróbico, como las carreras de velocidad.

Reducción de la fatiga

La creatina retarda la fatiga producida por el entrenamiento y permite contracciones musculares más prolongadas al mejorar el proceso de generación de energía celular.

Mejor salud general

Según ciertos estudios médicos, la creatina promueve un buen estado de la salud general al reducir los lípidos en sangre (grasas, como el colesterol y los triglicéridos) considerados una de las causas de las enfermedades cardíacas y otras afecciones graves. Aparentemente, la creatina también aumenta el metabolismo del azúcar en sangre, lo que puede mejorar la resistencia a la insulina y acelerar la llegada del azúcar a las células. Estos beneficios ayudan a combatir la diabetes, la obesidad y las enfermedades cardíacas.

Las nuevas investigaciones indican que la creatina puede tener efectos positivos en el rendimiento mental, e incluso reducir las respuestas alérgicas por medio de la reducción en la generación de histamina.

Otros datos importantes sobre la creatina

Aunque el monohidrato de creatina es la forma más representativa de este suplemento, se ofrecen otras formas de creatina que ofrecen beneficios similares a los que ofrece el monohidrato. Sin embargo, cada una tiene sus ventajas y desventajas. Por ejemplo, se ha comprobado que el *citrato de creatina* alcanza su mayor concentración en la sangre en el transcurso de una hora. El monohidrato de creatina demora hasta tres horas. El citrato de creatina tiende a disolverse en agua con mayor facilidad respecto del monohidrato, lo que puede indicar que se absorbe con más rapidez en el torrente sanguíneo.

El aspecto negativo es que necesita consumir casi el doble de gramos de citrato de creatina para obtener la misma cantidad de creatina en el torrente sanguíneo que lograría si tomara el monohidrato.

La creatina también comienza a desestabilizarse transcurridas unas pocas horas de exposición a los líquidos. Esto genera un producto derivado que no aporta beneficio alguno y se denomina creatinina. En un estudio realizado en 2003 que comparaba un suero de creatina con un suplemento en polvo de monohidrato de creatina, el suero resultó totalmente ineficaz sin ofrecer siquiera ninguna ventaja respecto de un placebo. El polvo de monohidrato elevó los niveles de creatina en los músculos en casi un 30%.

Buenas fuentes de creatina

Entre los alimentos fuente de creatina, encontramos:
- Carnes rojas
- Carne porcina
- Atún
- Arenque
- Salmón

El cuerpo genera cierto nivel de creatina, principalmente en el hígado. Sin embargo, si bien algunos alimentos pueden ofrecer creatina en su dieta, no puede depender por completo de los alimentos para obtener los niveles suficientes y lograr los efectos máximos en la generación de músculos. Consuma los alimentos indicados junto con la suplementación. Las proteínas de soja y de suero lácteo de buena calidad (probablemente, consumidas en la forma de suplementos batidos) pueden facilitar la absorción de creatina. Esto ayuda a la reconstrucción de los tejidos musculares y a la prevención de las lesiones en el tejido muscular.

Si entrena de manera exigente, realiza una actividad física rigurosa o limita el consumo de carnes rojas, quizás tenga bajas reservas de creatina. En este caso, se recomienda incorporar suplementos de creatina a la dieta y una rutina de actividad física.

Relación con otros nutrientes

- Proteína
- Ácido alfa lipoico
- Coenzima Q10

Interacciones

- Ninguna

Suplementación recomendada para los atletas

Para obtener resultados óptimos, la creatina debe tomarse en el transcurso de la hora posterior a los ejercicios físicos intensos, junto con un azúcar simple (por ejemplo: jugo de uvas). Al incorporar un azúcar simple, se eleva en gran medida la absorción de creatina en las células musculares estimulando un pico leve y natural de insulina. Para lograr los beneficios máximos de la creatina, los expertos recomiendan tomar altos niveles ("cargas") durante los primeros cinco días y, de allí en más, reducir la dosis.

- Dosis de carga—20 a 25 gramos diarios, divido entre 3 y 5 raciones diarias durante 5 días consecutivos

- Dosis de mantenimiento—5 a 10 gramos, nuevamente según el peso corporal, una o dos veces por día

Capítulo trece

Ácidos grasos omega 3

Datos sobre el poder del omega 3

+ Un estudio de Harvard informó que más de 84 000 personas mueren por año debido a una deficiencia de ácidos grasos omega 3.

+ Los expertos calculan que casi el 80% de la población no consume los niveles suficientes de ácidos grasos omega 3 y que en este grupo se encuentran la mayoría de los atletas.

+ Nuestras células están rodeadas de capas grasas y los ácidos grasos omega 3 ayudan a mantener las membranas celulares saludables, flexibles y funcionales.

+ El cuerpo emplea los ácidos grasos omega 3 para reducir los niveles de hormonas inflamatorias denominadas prostaglandinas, a la vez que estimula las hormonas antiinflamatorias.

Los ácidos grasos vitales omega 3 son grasas "buenas" que el organismo no puede generar y deben incorporarse en la dieta. Se necesitan para varias funciones y procesos del cuerpo. Por ejemplo, los omega 3 sustentan los sistemas cardiovasculares, reproductivos, inmunológico y nervioso.

Nuestros cuerpos no pueden generar los tres tipos vitales de ácidos grasos—EPA (ácido eicosapentanoico), DHA (ácido docosahexanoico) y ALA (ácido alfa linolénico), de los cuales todos son ácidos grasos omega 3—. Por este motivo, debemos incorporarlos a nuestra dieta. Los ácidos grasos omega 3 son vitales para nuestra salud general. Demostraron reducir las alucinaciones en esquizofrénicos, mejorar los síntomas de trastornos bipolares y obsesivos compulsivos, y mejorar el funcionamiento cerebral en la enfermedad de Alzheimer y el autismo. El estudio también demuestra que los niveles suficientes de ácidos grasos omega 3 pueden:

- Mejorar la generación de energía y la energía mental
- Mejorar el estado de la piel, el cabello y las uñas
- Reducir el envejecimiento de las células
- Reducir el riesgo de cáncer
- Reducir los síntomas de depresión y mejorar el estado de ánimo
- Reducir los factores de riesgo para afecciones cardiovasculares
- Mejorar la respuesta al estrés
- Mejorar la función endocrina
- Impulsar la función autoinmunológica
- Mejorar la función reproductiva
- Mejorar la función del hígado y el riñón
- Luchar contra los efectos de la diabetes
- Mejorar la retención mineral ósea
- Mejorar el sueño
- Reducir los síntomas de las alergias
- Mejorar la digestión
- Reducir la hiperactividad
- Agilizar el aprendizaje
- Mejorar la concentración

Usos para los atletas

✦ Funcionar como un antiinflamatorio

✦ Sustentar la estructura y función de la membrana celular

✦ Distribuir antioxidantes

✦ Mantener la salud de las articulaciones

✦ Mejorar el rendimiento

Ácidos grasos omega 3 y rendimiento atlético

Para el atleta, el principal impacto de los ácidos grasos omega 3 reside en la reducción de la inflamación de tejidos que se produce después de ejercicios físicos o una competencia exigentes. Debido a las lesiones que se generan en las fibras musculares durante la contracción muscular intensa, como así también las lesiones oxidativas que generan los radicales libres como producto de la actividad física, los músculos pueden sufrir inflamaciones y dolores luego de los ejercicios físicos. Esto genera lesiones, dolores en las articulaciones y recuperaciones lentas. De esta manera, puede afectarse seriamente el rendimiento y la capacidad de entrenar en el atletismo de máxima exigencia.

Al inhibir la respuesta inflamatoria del cuerpo, los ácidos grasos omega 3 reducen el dolor, la inflamación, las lesiones en los tejidos y el tiempo de recuperación, e impulsan la sanación del tejido muscular. También sustentan la estructura celular y ayudan a reducir las lesiones a nivel microscópico. En todo el sistema, los ácidos grasos omega 3 estimulan un conjunto de beneficios para la salud que pueden ayudar a las personas activas o los atletas de élite y que van desde la protección de la vista hasta el impulso de la estabilidad emocional.

Beneficios de los ácidos grasos omega 3

Menor inflamación

Los ácidos grasos omega 3 son potentes agentes antiinflamatorios que disminuyen los niveles de prostaglandina, una hormona relacionada con la respuesta inflamatoria natural del organismo. Como resultado, los ácidos grasos omega 3 reducen la inflamación de los tejidos en los músculos y las articulaciones luego de realizar alguna actividad física exigente. A su vez, este aspecto reduce el dolor, la inflamación, los traumatismos musculares y las lesiones en los tejidos, y también acelera la recuperación.

Mejor funcionamiento pulmonar

Un estudio iraní demostró que la suplementación con ácidos grasos omega 3 mejoró tanto el volumen como el funcionamiento pulmonar de los atletas. Esto se debe a las propiedades antiinflamatorias de los ácidos grasos omega 3, lo que reduce la inflamación de los tejidos pulmonares. Este aspecto permite a los atletas aspirar y expirar más aire, y obtener más oxígeno para los tejidos durante la actividad física.

Mejor funcionamiento cardiovascular

Un estudio doble ciego controlado con placebos realizado en la Universidad de Wollongong en Nueva Gales del Sur, Australia, reveló que los atletas que consumían suplementos diarios con aceite de pescado tenían una frecuencia cardíaca menor y consumían menos oxígeno que los atletas del grupo de control.

Beneficios de los ácidos grasos omega 3

Mayor masa corporal magra

Desde hace un tiempo, se sabe que los ácidos grasos omega 3 resultan efectivos para el control del peso. Sin embargo, un estudio que se publicó en la edición de octubre de 2010 del *Journal of the International Society of Sports Nutrition* demostró que los atletas que recibían suplementos presentaban una mejor estructura corporal, menos grasa corporal y un porcentaje mayor de masa muscular magra.

Menor riesgo de coágulos sanguíneos

Los suplementos con ácidos grasos omega 3 reducen el riesgo de que se produzcan coágulos de sangre, como trombosis venosa profunda. Estos coágulos son un problema frecuente para los corredores y otros atletas de resistencia quienes a menudo deben emplear fajas para garantizar una circulación adecuada.

Buenas fuentes de ácidos grasos omega 3

Entre los alimentos fuente óptimos de ácidos grasos omega 3, se encuentran:

- Aceite de semillas de lino
- Semillas de lino
- Harina de semillas de lino
- Aceite de semillas de cáñamo
- Semillas de cáñamo
- Nueces
- Semillas de calabaza
- Castañas de Pará
- Semillas de sésamo
- Aguacates
- Algunos vegetales de hojas verde oscuro
- Aceite de canola (prensado en frío y sin refinar, si es posible)
- Aceite de soja
- Aceite de germen de trigo
- Salmón
- Caballa
- Sardinas
- Anchoas
- Atún blanco

Beneficios de los ácidos grasos omega 3

Entre el 15% y el 20% del consumo total diario de calorías debe provenir de los ácidos grasos esenciales. Para determinar la cantidad de gramos de ácidos grasos omega 3 que debe consumir por día, multiplique las calorías totales diarias por 0,15 (0,20 para el extremo elevado del rango), y luego divida el resultado por 9, la cantidad de calorías en un gramo de grasa. De esta manera, obtendrá la cantidad de gramos de ácidos grasos esenciales (EFA) que debe consumir por día.

Sin embargo, si bien algunos alimentos proporcionan los ácidos grasos esenciales en la dieta, no puede depender por completo de ellos para cubrir las necesidades diarias del cuerpo. Si suele pasar algunos días sin consumir pescado o aceites, debe suplementar con los EFA.

Relación con otros nutrientes

- Coenzima Q10
- Arginina y citrulina (síntesis de óxido nítrico)
- Vitamina E

Interacciones

- Los ácidos grasos omega 3 pueden reducir la presión arterial y hacer la sangre menos espesa. Las personas que toman medicamentos recetados para la presión arterial o anticoagulantes deben consultar a los prestadores de servicios de la salud.

Suplementación recomendada para los atletas

- Omega 3—900 mg (EPA: 674/DHA: 253) una o dos veces por día mediante fuentes de aceite de pescado de alta calidad y sustentables

Capítulo catorce
L-arginina

Datos sobre el poder de la L-arginina

+ Este aminoácido esencial es el único precursor para la síntesis del óxido nítrico.

+ Los niveles de óxido nítrico tienden a disminuir con el estrés y el envejecimiento, lo que transforma a la arginina en un suplemento importante.

+ A menudo, se la emplea como un suplemento para ejercicios físicos debido a su papel en el aumento del flujo sanguíneo mediante el impulso de ON.

+ Ocupa un papel en la sustentabilidad del sistema inmunológico, la sanación de las heridas, la liberación de hormonas y la excreción de amoníaco.

La L-arginina es un aminoácido esencial que sustenta el sistema inmunológico, impulsa la sanación de las heridas, ayuda a eliminar el amoníaco del cuerpo y facilita la liberación de hormonas importantes. Este potente nutriente también es el único precursor para el óxido nítrico (ON) de molécula de señalización gaseosa que, como hemos mencionado, presenta innumerables beneficios para el cuerpo de un atleta. La L-arginina desencadena la generación de óxido nítrico en el torrente sanguíneo y abre los vasos sanguíneos para mejorar la circulación. Por ende, mejora el flujo de oxígeno y nutrientes hacia los músculos que se trabajan.

Rendimiento atlético y L-arginina

En un estudio reciente realizado por la Universidad de Exeter, nueve hombres saludables participaron de varios desafíos físicos en un ergómetro de bicicleta y se midió su rendimiento. Los participantes se seleccionaron al azar para tomar un placebo o un suplemento con L-arginina. El estudio descubrió que los atletas que consumían el suplemento experimentaban un "aumento asombroso en el rendimiento al alterar el uso de oxígeno durante los ejercicios".

Un nuevo estudio de Exeter siguió los hallazgos de otra investigación realizada en la universidad y demostró que los niveles elevados de nitrato en el jugo de remolacha —cuyas propiedades también elevan los niveles de ON en el cuerpo—, presentan un efecto similar y beneficioso en la resistencia. Según los autores del estudio, los atletas que usaban L-arginina podían realizar actividades físicas por un período de hasta el 20% más de duración, y mejorar los tiempos de carrera en un 1% a 2%—una potencial mejora de hasta nueve minutos para un triatleta profesional en Ironman™. Esto podría significar la diferencia entre llegar al podio y terminar atrás en el pelotón.

Beneficios de la L-arginina

Los efectos vasodilatadores de la L-arginina ofrecen beneficios comprobados para los atletas de todos los deportes:

Mayor masa muscular

La arginina eleva la síntesis de proteínas de los músculos, y permite la recuperación y el crecimiento de los músculos después de realizar actividad física a un ritmo acelerado. También mejora el flujo sanguíneo y el suministro de nutrientes a los músculos, lo que impulsa aún más el crecimiento del tejido corporal magro.

Beneficios de la L-arginina

Más energía

La arginina se combina con la glicina y la metionina para generar la creatina. Como ya hemos visto, la creatina ayuda al cuerpo a producir más energía para impulsar una mayor contracción y expansión musculares. De esta manera, se mejora la resistencia muscular y se prolonga el rendimiento en la actividad física intensa.

Mejor resistencia

Como el estudio de Exeter antes mencionado nos indica, se mejora la resistencia mediante la capacidad de la suplementación con arginina para dilatar los vasos sanguíneos y suministrar mayores niveles de oxígeno y nutrientes a los tejidos. Así, los atletas pueden realizar una actividad física aeróbica durante períodos más prolongados antes de sentir fatiga. Como un precursor directo del ON, la arginina ayuda a promover los niveles de presión arterial óptimos en los atletas y reduce el trabajo que debe hacer el corazón.

Mejor recuperación

El efecto de la arginina sobre la circulación, junto con su capacidad de mejorar el funcionamiento del sistema inmunológico y acelerar la sanación de las heridas, mejora la reparación de los tejidos durante la fase vital de recuperación posterior a la competencia o el entrenamiento intenso.

Se ha comprobado que la suplementación con L-arginina reduce significativamente la presión arterial sistólica, y también ayuda a estimular y mantener las erecciones.

Buenas fuentes de L-arginina

La L-arginina se encuentra en los alimentos ricos en proteínas, incluidos los siguientes:

- Coco
- Leche y lácteos
- Huevos
- Carne porcina
- Carne vacuna
- Carne de ave
- Mariscos
- Cereales que deriven de la avena y el trigo
- Chocolates
- Frutos secos y legumbres (en especial los porotos de soja y los garbanzos)

Beneficios de la L-arginina

- Semillas (en especial semillas de lino y lentejas crudas)
- Cebolla y ajo crudos
- Tofu (mientras más duro, mejor)

Sin embargo, resulta complejo basarse sólo en la dieta para consumir la L-arginina suficiente y obtener los beneficios de la síntesis de ON mejorada. Este es el motivo por el cual la suplementación con este nutriente energético es de vital importancia para los atletas.

Relación con otros nutrientes

- L-citrulina
- Ácido aspártico
- Ácido glutámico
- Ornitina
- Vitamina C
- Ácido fólico

Interacciones

- Ninguna

Suplementación recomendada para los atletas

- L-arginina—5000 a 1000 mg diarios para un rendimiento óptimo

Capítulo quince
L-citrulina

La L-citrulina es un compuesto orgánico necesario para los procesos metabólicos del cuerpo. Ayuda a mantener el equilibrio de nitrógeno en el cuerpo, lo que es importante para prevenir la fatiga muscular. Se ha demostrado que la citrulina posee efectos que mejoran el rendimiento y reducen la fatiga muscular, al mismo tiempo que incrementa el índice metabólico. También ayuda al sistema inmunológico a combatir las infecciones. En un estudio reciente realizado en Francia, se descubrió que la citrulina limitaba el aumento de la fatiga muscular ocasionada por la exposición a endotoxinas bacterianas.

Rendimiento atlético y L-citrulina

Hace décadas que los atletas conocen los efectos de la L-citrulina en el rendimiento atlético. Ya en 1970, los atletas de resistencia la utilizaban para poder correr distancias mayores o pedalear por más tiempo. Hace casi cuatro décadas, la L-citrulina era un ingrediente activo de un producto al que los corredores le tenían una fe ciega.

En la actualidad, está experimentando un resurgimiento del interés entre los atletas que quieren mejorar la resistencia y el rendimiento. En un estudio reciente realizado en España, se probó la L-citrulina en ciclistas. Los investigadores le suministraron 6 g de L-citrulina a ocho jóvenes ciclistas profesionales. Esta dosis era equivalente a la cantidad total de L-arginina que los jóvenes consumían diariamente a través de los alimentos. Dos horas después de haber tomado el suplemento, los atletas pedalearon 137 km. A otros nueve ciclistas se les suministró un placebo y conformaron el grupo de control.

Los investigadores descubrieron que los niveles de ON habían aumentado en aquellos ciclistas que habían recibido el suplemento. En la sangre de los ciclistas se encontró más nitrito inmediatamente después de haber finalizado la actividad, así como también tres horas después. El nitrito es un indicador del ON, que se aumenta al ingerir L-citrulina.

Beneficios de la L-citrulina

El principal beneficio de la citrulina es que se metaboliza en arginina luego de haber sido consumida, lo que, a la vez, eleva los niveles de ON y aumenta la dilatación de los vasos sanguíneos. Esto produce una mayor circulación, mejor oxigenación y suministro de nutrientes a los tejidos de

Beneficios de la L-citrulina

los músculos en actividad, mayor resistencia muscular y una recuperación mas rápida. Otros beneficios son:

Apoyar al sistema inmunológico

La citrulina ayuda al cuerpo a combatir la fatiga y el estrés, como así también garantiza el funcionamiento normal del sistema inmunológico. Esto puede ser de gran importancia para los atletas de resistencia quienes, como han demostrado las investigaciones, tienden a sufrir altos niveles de infecciones respiratorias inmediatamente después de carreras de larga distancia, posiblemente debido a la inflamación de los tejidos pulmonares.

Producción hormonal

La citrulina estimula la producción de insulina, creatina y de las hormonas del crecimiento, lo que contribuye a la formación de músculos y mejora el flujo sanguíneo.

Más capacidad aeróbica y menos fatiga muscular

Si se consume en forma de malato de citrulina, la citrulina mejora la capacidad y el rendimiento aeróbico y también reduce el metabolismo de ácido láctico, lo que protege los músculos de la fatiga.

Buenas fuentes de L-citrulina

- Sandía
- Pescado
- Carne
- Huevos
- Leche
- Legumbres

Sin embargo, si bien algunos alimentos proveen L-citrulina, no puede depender completamente de los ellos para cubrir las necesidades diarias requeridas para obtener beneficios óptimos. Se recomienda incorporar la suplementación para mejorar el rendimiento.

Beneficios de la L-citrulina

Relación con otros nutrientes

- L-arginina
- Ornitina
- Ácido aspártico
- Glutamina
- Prolina

Interacciones

- Ninguna

Suplementación recomendada para los atletas

- L-citrulina—1500 a 3000 mg diarios

Capítulo dieciséis

L-glutamina

Datos sobre el poder de la L-glutamina

✦ Es el aminoácido que más abunda en el tejido muscular.

✦ La L-glutamina participa en más procesos metabólicos que cualquier otro aminoácido. Puede convertirse en glucosa y utilizarse como fuente de energía.

✦ La L-glutamina puede ayudar a reducir el impacto de un entrenamiento intenso y permite que los músculos se recuperen con mayor rapidez sin sufrir daño alguno.

✦ Funciona como un neurotransmisor y también aumenta los niveles de ácido glutámico en sangre, que es la principal fuente de energía que utiliza el cerebro.

La L-glutamina es un aminoácido no esencial (esto significa que el cuerpo puede fabricarlo); el hígado puede fabricarlo del ácido glutámico (glutamato) que ingerimos. Siguiendo una dieta balanceada podemos producir entre 3,5 y 8 gramos de L-glutamina por día. Es el aminoácido más abundante porque está presente en todos los órganos. La glutamina estimula el funcionamiento óptimo de los órganos y es importante para el mantenimiento de un tracto intestinal saludable.

Rendimiento atlético y L-glutamina

Aquellos atletas que participan en deportes que requieren fuerza, velocidad y resistencia utilizan la glutamina para aumentar o mantener la masa muscular, especialmente durante periodos de entrenamiento intenso. Los atletas de alta resistencia, como los corredores de maratón, se benefician de la suplementación con glutamina que ayuda a reducir las lesiones del tejido muscular y apoya al sistema inmunológico durante periodos de trauma o estrés.

La L-glutamina participa en más procesos metabólicos que cualquier otro aminoácido. Puede convertirse en glucosa y utilizarse como fuente de energía, lo que es importante para aquellos atletas que necesitan energía al final de una competencia o de un entrenamiento riguroso pero quieren evitar quemar tejido muscular. Reduce el tiempo de recuperación después de la actividad física y el tiempo que tardan en sanar las lesiones.

Para aquellos atletas para quienes entrenar en exceso representa un problema, como los atletas de alta resistencia, el descanso y la L-glutamina pueden ayudar a mitigar el impacto de un entrenamiento intenso, y también permitir que los músculos se recuperen con más rapidez sin que se produzcan daños. La L-glutamina logra esto a través de los siguientes mecanismos:

- Construyendo proteínas dentro de los músculos.

- Evitando que el cuerpo consuma tejido magro para obtener energía

- Reestableciendo los niveles de glucógeno, lo que mejora el rendimiento

Beneficios de la L-glutamina

La L-glutamina alimenta las células que recubren los intestinos y los glóbulos blancos. Sin ella, el funcionamiento del sistema inmunológico puede verse afectado. También ayuda a mantener el funcionamiento adecuado de los riñones, el páncreas, la vesícula, el hígado y otros órganos que participan en la digestión y eliminación de desechos. Los beneficios adicionales son:

Mantenimiento de la masa muscular

La L-glutamina ayuda a los atletas a aumentar o mantener la masa muscular, especialmente en periodos de entrenamiento intenso. A menudo, se utiliza para ayudar a víctimas de quemaduras y a pacientes quirúrgicos a regenerar tejidos a un ritmo más rápido, y también tiene propiedades que evitan que el cuerpo comience a degradar los músculos para obtener energía, un proceso conocido como *catabolismo*.

Mayor crecimiento muscular y recuperación

Este suplemento estimula la voluminización celular (incorporando agua a las células de los músculos), lo que hace que los músculos parezcan más grandes. Transporta eficazmente los aminoácidos hacia las células musculares para mejorar la recuperación luego de la actividad física.

Incremento de la función inmunológica

Cuando realiza entrenamientos de alta intensidad o frecuencia, corre el riesgo de sufrir infecciones o inmunosupresión. Al complementar con aminoácidos de cadena ramificada (AACR), ayuda a revertir la pérdida de glutamina. La glutamina es esencial para que el sistema inmunológico funcione bien.

Mayor claridad mental

Este aminoácido funciona como neurotransmisor y también aumenta los niveles de ácido glutámico en sangre, que es la principal fuente de energía utilizada por el cerebro. Se ha comprobado que mejora la lucidez mental, la claridad de pensamiento y el humor; y es vital para el atleta de resistencia al final de una larga y extenuante carrera.

Buenas fuentes de L-glutamina

- Carne
- Productos lácteos
- Otros alimentos ricos en proteínas

La suplementación se vuelve sumamente necesaria para los vegetarianos o vegetarianos estrictos y para todos aquellos que no consumen suficientes

Beneficios de la L-glutamina

proteínas animales como para obtener las cantidades de L-glutamina que le permitan cosechar los frutos. Para los atletas, es altamente recomendable seguir un régimen complementado con L-glutamina.

Relación con otros nutrientes

- Ácido glutámico
- Vitamina B6

Interacciones

- No se conocen interacciones de la L-glutamina con otras drogas. Sin embargo, el consumo de azúcares simples junto con la L-glutamina después de un entrenamiento puede ayudar a transportarla más rápido a las células de los músculos y potencialmente mejorar la recuperación. Tal vez sea mejor consumir la L-glutamina sin otros aminoácidos, ya que aparentemente compite con los otros en el proceso de absorción. No se conoce la toxicidad con este suplemento.

Suplementación recomendada para los atletas

- L-glutamina—5 a 15 mg por día

Capítulo diecisiete

L-carnitina

Datos sobre el poder de la L-carnitina

✦ La función principal de la L-carnitina es estimular el proceso que convierte la grasa almacenada en energía.

✦ Su concentración disminuye a medida que envejecemos.

✦ La carnitina ayuda a mantener la masa ósea.

✦ La carnitina es también un poderoso antioxidante, especialmente en el músculo del corazón y el endotelio.

La carnitina se obtiene de dos aminoácidos, la lisina y la metionina, y su función principal es estimular el proceso que convierte la grasa almacenada en energía. Los efectos beneficiosos de la carnitina en el músculo del corazón hacen que se la utilice con frecuencia para tratar pacientes con insuficiencia cardíaca y angina; pero también tiene numerosos usos en el ámbito atlético, que recién ahora están comenzando a salir a la luz gracias a las investigaciones clínicas.

Usos para los atletas

✦ Mantener y mejorar la densidad ósea

✦ Prevenir el daño oxidativo en el sistema cardiovascular luego de la actividad física

✦ Aumentar la producción de energía alimentaria a nivel mitocondrial

✦ Mejorar la resistencia atlética y retrasar la fatiga

Rendimiento atlético y carnitina

La carnitina juega un papel vital en el metabolismo de los lípidos (grasas) en energía. Esto es particularmente importante para los atletas de resistencia que, en el transcurso de largas carreras, recurrirán a la grasa almacenada para obtener energía, ya que la glucosa de la sangre y el glucógeno muscular están exhaustos. Si se cuenta con niveles suficientes de carnitina, se garantiza que los componentes esenciales del metabolismo lipídico estén presentes y esto permite que la grasa almacenada pueda convertirse en energía utilizable.

Según una creciente cantidad de investigaciones clínicas, la carnitina también tiene un rol central en la recuperación efectiva después de la actividad física. Aparentemente, esto se logra gracias a la reducción del estrés oxidativo que se produce cuando los atletas realizan una actividad física intensa y producen altos niveles de radicales libres. Aquellos que consumen carnitina también experimentan la reducción de grasa abdominal y retienen más masa corporal magra. La carnitina también reduce los dolores musculares y el trauma que se producen después de una actividad física rigurosa.

Dada la naturaleza crítica del proceso de recuperación, la carnitina es un nutriente energético fundamental para los atletas competitivos, como los triatletas, que realizan entrenamientos previos al evento, y para aquellas personas que tienen su mente puesta en conseguir un buen estado físico, como los fisicoculturistas, ciclistas y boxeadores. Ésta puede aumentar el tiempo de recuperación del cuerpo y el nivel de recuperación. También puede reducir el daño a largo plazo producido por la producción de radicales libres.

Beneficios de la L-carnitina

Mayor eficiencia energética

Numerosos estudios han arribado a la conclusión de que la suplementación con carnitina mejora el metabolismo de la grasa almacenada en el cuerpo y la transforma en energía durante la actividad física moderada prolongada, como las maratones o el esquí

Beneficios de la L-carnitina

a campo traviesa. Esto reserva el glucógeno almacenado en los músculos y permite que el rendimiento de los atletas de resistencia dure más tiempo sin necesidad de consumir energía adicional. En un estudio reciente que duró 24 semanas, los atletas que recibieron una suplementación con carnitina utilizaron un 55% menos de glucógeno al hacer ciclismo que el grupo de control. Esto muestra un beneficio muy importante para los atletas que practican deportes de resistencia.

Mejor recuperación

Según reiteradas pruebas, está claro que la carnitina actúa como un poderoso antioxidante y que disminuye el daño oxidativo después de la actividad física. Un estudio doble ciego controlado con placebos que se publicó en agosto de 2010 en la revista *Metabolism*, reveló que el grupo que había incorporado la suplementación con carnitina, tanto hombres como mujeres, presentaba marcadores químicos de estrés metabólico después de la actividad física mucho menores, y menos dolores y daños musculares que el grupo de control. Esta es una señal clara del poder antioxidante de la carnitina.

Múltiples estudios publicados han presentado resultados similares. Esto ha llevado a los autores de un estudio de la Universidad de Connecticut a la siguiente conclusión: "Estos descubrimientos apoyan nuestros descubrimientos anteriores sobre el efecto de la L-carnitina en jóvenes: que dicha suplementación puede reducir el daño químico en los tejidos después de la actividad física y optimizar los procesos de reparación y reforma del tejido muscular".

Reducción de la acumulación de lactato

Como ya comentamos anteriormente, la acumulación de ácido láctico en los músculos, debido a la intensidad de la actividad física que supera el llamado "umbral de lactato" se considera como la causa principal de la fatiga y la insuficiencia muscular. Varios estudios han analizado el papel de la carnitina en la reducción de los niveles de lactato en sangre después de hacer ciclismo de alta intensidad y encontraron importantes mejoras. Esto indica la fuerte posibilidad de que la carnitina pueda impactar positivamente en la acumulación de ácido láctico en el torrente sanguíneo y los tejidos, posiblemente por medio de los mismos mecanismos que gobiernan la regulación del metabolismo lipídico, y así ayudar a los atletas a evitar la fatiga.

Buenas fuentes de L-carnitina

Las carnes rojas (especialmente la de cordero) y los productos lácteos son las principales fuentes de carnitina. También puede encontrarse en:

- Pescado
- Carne de ave

Beneficios de la L-carnitina

- Tempeh
- Trigo
- Espárragos
- Aguacates
- Mantequilla de maní

Relación con otros nutrientes

- Lisina
- Metionina
- Vitamina C
- Coenzima Q10

Interacciones

- Ninguna

Suplementación recomendada para los atletas

- L-carnitina—2000 a 4000 mg por día

Capítulo dieciocho

Proteínas

Datos sobre el poder de las proteínas

✦ El cuerpo contiene más de 10 000 proteínas diferentes.

✦ Los atletas necesitan más proteínas en sus dietas que la mayoría de las personas.

✦ Las proteínas son los componentes químicos fundamentales de los tejidos corporales.

✦ Las proteínas regulan los niveles hormonales.

✦ Las proteínas no pueden almacenarse, se descomponen constantemente y deben reponerse a diario.

Las proteínas son vitales para cada célula del cuerpo. Nuestros cuerpos utilizan proteínas con diversos propósitos: para construir y reparar los tejidos, para crear enzimas, hormonas y otros químicos del cuerpo, y para formar huesos, músculos, cartílagos, piel y sangre. En pocas palabras, las proteínas son muy importantes— en la medida justa.

En periodos de mucha demanda—como cuando estamos creciendo, durante el embarazo o durante periodos de actividad física intensa— necesitamos más proteínas. Las proteínas son los componentes esenciales de los músculos y son imprescindibles para la reparación y el crecimiento de los músculos después de la actividad física. Especialmente durante la realización de actividades físicas de resistencia, se produce un daño microscópico en las miofibrillas de las fibras musculares. El cuerpo responde a este daño enviando nutrientes al músculo, entre ellos proteínas, para ayudarlo a crecer.

Rendimiento atlético y proteínas

Las investigaciones sugieren que las personas que realizan actividades de resistencia necesitan una ingesta mayor de proteínas que las personas sedentarias, para que los músculos dañados durante el entrenamiento de resistencia puedan ser reparados. Según un estudio de nutrición realizado en 2006, los atletas de resistencia pueden beneficiarse al incrementar su ingesta de proteínas ya que la actividad física de resistencia altera la ruta del metabolismo de las proteínas.

El requerimiento total de proteínas aumenta debido a la oxidación de aminoácidos en los atletas que realizan entrenamientos de resistencia. Los atletas de resistencia que realizan actividad física por largos periodos (de dos a cinco horas por sesión de entrenamiento) utilizan las proteínas como fuente del 5% al 10% de la energía total gastada. Por consiguiente, un pequeño aumento en la ingesta de proteínas puede ser beneficioso ya que reemplaza las proteínas perdidas en el gasto de energía y en la reparación de los músculos. Algunos científicos sugieren que los atletas de resistencia deberían aumentar la ingesta diaria de proteínas hasta un máximo de 1,2–1,4 gramos por cada kg de peso corporal.

Los estudios muestran también que las proteínas consumidas antes de realizar la actividad física y dentro de los 30 minutos posteriores a ésta contribuyen al tiempo de crecimiento y de recuperación. Se sugiere que el consumo de proteínas después de la actividad física sea de un gramo por cada 3 a 4 gramos de carbohidratos (por ejemplo, dos cucharadas grandes de mantequilla de maní tienen 9 gramos de proteínas). Consulte a su médico o nutricionista para que lo ayude a determinar la cantidad correcta de proteínas según su nivel de actividad física y sus necesidades competitivas.

Beneficios de las proteínas

Crecimiento y desarrollo muscular

Las proteínas son los componentes químicos esenciales de los músculos, tendones, órganos y de la mayoría de los demás tejidos corporales. Se ha comprobado que la suplementación con proteína de suero lácteo u otras proteínas de alta calidad aumenta el crecimiento de los músculos después de los entrenamientos de resistencia y previenen la pérdida muscular por descomposición ya que el cuerpo puede consumir tejido muscular para obtener energía.

Mejor recuperación

La investigación ha demostrado que los atletas que consumen proteínas después de un entrenamiento intenso o de una competencia experimentan menos dolor muscular y son capaces de retomar el entrenamiento riguroso antes que los atletas que no consumen proteínas complementarias en la dieta, bebidas u otras fuentes.

Mejor transporte de glucosa

Las proteínas pueden ayudar a aumentar el reemplazo de glucógenos después de la actividad física al estimular la acción de la insulina, que transporta la glucosa de la sangre hacia los músculos.

Mejor resistencia

Se ha demostrado que los suplementos con proteínas proporcionan aminoácidos de cadena ramificada (AACR) a los músculos con mayor eficiencia. También se demostró que los AACR retrasan el agotamiento de la energía muscular cuando se los consume antes y durante la actividad física intensa, lo que le permite a los atletas esforzarse por más tiempo.

Pérdida de peso

Para metabolizar las proteínas se requiere el doble de energía que la que se utiliza para convertir la misma cantidad de carbohidratos o grasas en glucosa. El esfuerzo adicional puede aumentar el metabolismo en reposo, o índice de metabolismo basal, y producir la pérdida de peso en el futuro. A corto plazo, una dieta alta en proteínas puede también ocasionar la pérdida de peso. Según Frank Hu, M.D., Ph.D, profesor adjunto del Departamento de Nutrición de la Escuela de Salud Pública en Boston de la Universidad de Harvard, si bien se desconocen los efectos de seguir una dieta alta en proteínas por periodos largos, ésta parece ser segura y efectiva por hasta seis meses.

Beneficios de las proteínas

Buenas fuentes de proteínas

Es posible que los atletas consuman suficiente cantidad de proteínas únicamente a través de los alimentos. Sin embargo, la calidad de la proteína es muy importante. Lo ideal sería que las fuentes de proteína fueran bajas en grasa y que sean proteínas *completas* y que contengan todos los aminoácidos esenciales. Para los deportistas vegetarianos o veganos, la mayoría de las fuentes de proteína son *incompletas*, lo que significa que éstos no incorporan algunos aminoácidos esenciales. Todos aquellos que no consumen carne deben incorporar proteínas a sus dietas para darle al cuerpo todos los aminoácidos que éste necesita para formar y reparar los tejidos. Entre las fuentes comunes de proteínas, se encuentran:

- Carnes rojas
- Pollo, cerdo y pescado
- Porotos y legumbres
- Soja y frutos secos
- Granos enteros
- Mantequilla de maní
- Semillas
- Tofu
- Yogurt
- Leche y leche de soja
- Queso
- Huevos

A menos de que sea un atleta de élite que realiza muchos ejercicios aeróbicos o de resistencia, probablemente no necesite un suplemento de proteínas. La mayoría de nosotros ingiere suficiente cantidad de proteínas en la dieta diaria. El cuerpo no utiliza el exceso de proteínas, sino que se excreta en la orina. A menudo, los deportistas que entrenan todos los días necesitan proteínas adicionales para alimentar el crecimiento y la reconstrucción de los músculos. La suplementación, que generalmente se realiza en forma de batidos que contienen suero lácteo, arroz o proteína de soja, se calcula en base al peso corporal en kilogramos.

Relación con otros nutrientes

- Carbohidratos y grasas saludables

Interacciones

- Ninguna

Suplementación recomendada para los atletas

Los requerimientos generales de proteína son los siguientes:
- Los hombres adultos necesitan alrededor de 56 gramos por día.
- Las mujeres adultas necesitan alrededor de 46 gramos por día.

Otra forma de calcular los requerimientos de proteína es sacando un porcentaje de las calorías. La USDA sugiere que las proteínas deben conformar el 17% a 21% de las calorías totales. El Instituto de Medicina recomienda que al menos el 10%, y no más del 35%, de las calorías provengan de las proteínas.

Los atletas pueden necesitar un poco más que los niveles expresados anteriormente para respaldar la reparación de músculos, aumentar el crecimiento y proteger a los músculos de las dificultades del entrenamiento y las competencias enérgicos.

Generalmente sugerimos no consumir más del doble de la dosis recomendada para las personas menos activas.

Los atletas de resistencia, deberían consumir 1,2 g/kg a 1,4 g/kg de proteínas; los atletas de fuerza deberían consumir entre 1,2 g/kg y 1,8 g/kg. Otros estudios han demostrado que los atletas de resistencia necesitan, en realidad, más proteínas que los atletas de fuerza debido a que tienen un mayor gasto calórico.

Capítulo diecinueve
Valor de salud simple

En resumen, la filosofía detrás de *La salud es riqueza: nutrición para rendimiento* es simple y positiva: usted puede controlar la forma en que explota su potencial atlético. En realidad, no todos poseemos los mismos talentos atléticos. Algunos individuos fueron bendecidos con una estructura genética que les garantiza velocidades excepcionales, el control del cuerpo, una coordinación excelente, fuerza de brazos para los lanzamientos, o agilidad. Por lo general, estas personas se convierten en atletas profesionales, la élite del espectro atlético. Sin embargo, todos los seres humanos tienen el potencial para maximizar sus talentos atléticos inherentes y desempeñarse al máximo de su capacidad. Sin importar cual sea su herencia genética, usted tiene un cierto control sobre cómo se expresan sus genes, cómo cambia su cuerpo gracias a un entrenamiento atlético, y cómo se desempeña competitivamente. En gran parte, el éxito estará determinado por las opciones de estilo de vida que haga.

No es ningún secreto que, en este libro, promovemos la suplementación como una de las elecciones positivas más importantes en relación con el estilo de vida. Incorporar nutrientes esenciales a través de suplementos dietarios (como complemento de los alimentos integrales) es una forma simple, beneficiosa y productiva de combatir el agotamiento y la deficiencia de nutrientes. No es sorprendente que el 68% de los estadounidenses digan que consumen suplementos dietarios durante un año, según el Consejo para la Nutrición Responsable. Si usted toma suplementos, ¿está ingiriendo la cantidad adecuada para mejorar su rendimiento atlético y su bienestar general? Esa es una pregunta que usted, su entrenador y su médico deberán hacerse. No obstante, queremos sugerirle lo siguiente: si las personas a las que confía su salud y su rendimiento no están de acuerdo con el concepto de suplementación como parte del camino hacia un mejor bienestar y una mayor calidad de vida; entonces, quizás sea hora de encontrar un equipo más inteligente.

Como esperamos haber demostrado, un gran cuerpo de investigaciones científicas respalda la idea de que la suplementación con nutrientes energéticos puede proporcionarle al cuerpo atlético lo que necesita para ganar fuerza y velocidad, rendir bien durante eventos de resistencia extenuantes, y recuperarse eficazmente. Mientras piensa lo que hemos tratado en este libro y evalúa la posibilidad de comenzar un plan de suplementación con nutrientes energéticos, o mientras revisa el plan que está siguiendo en este momento; le recomendamos que siga estas indicaciones:

1. Lleve a cabo su propia investigación. No se fíe sólo de nuestra palabra. Los médicos y dietistas no saben todo, ni siquiera los ganadores del premio Nobel. A veces, las investigaciones oportunas sacan a la luz hechos que su profesional de la salud desconoce. Conéctese a Internet y comience a investigar.

2. Analice su dieta. ¿Consume una amplia variedad de alimentos completos? Si está tratando de ganar músculo, ¿está consumiendo suficientes calorías? Si está entrenando, ¿está comiendo lo suficiente? ¿Cómo puede mejorar su dieta?

3. Analice sus hábitos de descanso. ¿Descansa lo suficiente entre entrenamientos? ¿Está ingiriendo nutrientes que estimulan la recuperación? Asegúrese de hablar de su plan de recuperación con el entrenador.

4. Hable con su profesional de la salud acerca de las lesiones o afecciones que pueden llegar a presentarse en un atleta a medida que envejece. ¿Debería aumentar la ingesta de un nutriente en particular debido a que ya pasó los 50 años? ¿Debería disminuir el consumo de uno o varios nutrientes?

5. Tenga cuidado con la publicidad exagerada. Especialmente, con la publicidad en línea. Muchas personas sin experiencia hacen declaraciones escandalosas acerca de los suplementos "naturales." Que algo sea natural no significa que funcione o que sea bueno para usted. Tome con pinzas estas declaraciones y exija pruebas científicas fehacientes que las respalden.

No es algo mágico

Esto es algo que hay que tener en cuenta: incluso si usted crea un coctel suplementario personalizado para cubrir sus necesidades atléticas y comienza a tomarlo en este preciso momento, no notará resultados milagrosos de la noche a la mañana. No podrá repentinamente levantar 100 libras (45 kg) más que antes, establecer un nuevo récord personal en el tiempo del Ironman™, ni realizar 30 dominadas, cuando hoy en día apenas puede hacer tres. Los nutrientes energéticos no funcionan así. La estrategia de *La salud es riqueza* es una estrategia a largo plazo diseñada para revertir las lesiones oxidativas, el agotamiento de nutrientes, y las lesiones articulares y musculares que se produjeron como consecuencia de muchos años de correr, remar, trepar, balancearse o patinar. El objetivo es reponer los nutrientes que su cuerpo necesita, de forma tal que, con el paso de los meses y los años, note mejoras perceptibles en su rendimiento y bienestar. Si usted es constante y paciente con la suplementación, con el tiempo, notará que puede correr más rápido, ejercitarse por más tiempo y se sentirá mejor.

Siguiendo la misma línea, promovemos un concepto que llamamos "Valor de salud simple" como filosofía complementaria del enfoque de los nutrientes energéticos. Desde esta perspectiva, asegurar un rendimiento atlético óptimo, así como también un bienestar vibrante durante años y décadas, depende completamente de su estilo de vida y de las elecciones que haga. Todo en el cuerpo está relacionado. No se puede comenzar un programa con nutrientes energéticos, comer comida chatarra, dejar de hacer actividad física y esperar tener algún beneficio. Las elecciones poco saludables, de hecho, anularán las elecciones saludables. No existe un nutriente tan poderoso como para contrarrestar las elecciones de un estilo de vida pobre. Así que, si realmente quiere maximizar su capacidad atlética, sentirse mejor que nunca y seguir practicando los deportes que le gustan cuando está por cumplir los 70 años o los 80, y más, deberá cambiar completamente su estilo de vida—lo que come, el tiempo que duerme, la forma de moverse y de jugar y la manera de sobrellevar las presiones de la vida. Afortunadamente, existe una forma de hacerlo, y es mucho más simple de lo que imagina. También es económica, algo que hoy en día es fundamental.

Valor de salud simple

El concepto del valor de salud simple se basa en cinco principios básicos:

1. Beba entre 8 y 12 vasos de 8 onzas (240 cm3) de agua por día.
2. Consuma alimentos frescos.
3. Haga actividad física todos los días.
4. Descanse más.
5. Respire profundamente todos los días.

Lo que hace que este enfoque sea único y efectivo es que no le quita nada. Eso es revolucionario. Podríamos señalarlo y decirle que deje de fumar o deje de comer hamburguesas dobles con tocino, y, con toda sinceridad, probablemente estaría más saludable si hiciera todo eso. Pero si ya está acostumbrado a hacer esas cosas, ¿dejará de hacerlas porque nosotros se lo digamos? Seguramente, no. Uno de los caminos más certeros al fracaso, al momento de asesorar a las personas sobre los cambios que deberían hacer en su estilo de vida, es decirles todas las cosas que están haciendo mal. A nadie le gusta eso. Muchos se ponen testarudos y se resisten a cambiar, y esto no ayuda a nadie.

Por eso, lo tratamos como a un adulto. El programa Valor de salud simple no se trata de las cosas que debe dejar; se trata de incorporar cinco buenos hábitos a su vida. Es probable que, si es un atleta activo, ya esté haciendo algunas de estas cosas, o todas. No obstante, ¿no hay algo que podría hacer mejor? ¿Realmente duerme lo necesario cada noche? ¿Toma normalmente bebidas para deportistas o refrescos durante el día, en vez de tomar agua? ¿Respira profundamente todo el tiempo, excepto cuando entrena o compite? Muchos de nosotros podríamos mejorar en algunos de estos cinco hábitos. Con el tiempo, ya que agregar comportamientos beneficiosos a su rutina le ayuda a verse, sentirse y rendir mejor, probablemente abandonará algunos malos hábitos. Después de todo, el único secreto para que un cambio en su estilo de vida dure es que usted mismo elija hacerlo su prioridad. Así que, mientras piensa cómo puede hacer uso de los nutrientes energéticos, recuerde estos cinco aspectos del programa Valor de salud simple:

1. Beba entre 8 y 12 vasos de 8 onzas (240 cm3) de agua por día. El agua sigue siendo el mejor líquido que puede darle a su cuerpo. Quizás prefiera tomar bebidas con electrolitos para rehidratarse después de hacer ejercicios o mientras corre, o bebidas de proteínas para contribuir a la recuperación. Si lo desea, puede consumirlas, pero siempre mézclelas con mucha agua. Existen dos grandes razones. Primero, beber agua justo antes de comer hace que se sienta más lleno sin agregar calorías. Entonces, come menos y, con el tiempo, pierde peso. Eso es importante para la mayoría de los atletas competitivos. Segundo, el agua mantiene el funcionamiento óptimo de los riñones para ayudar a su cuerpo a eliminar todas las proteínas que consume como parte de su entrenamiento.

2. Consuma alimentos frescos. Fundamentalmente, esto significa consumir más frutas y verduras frescas a diario, junto con granos enteros, frutos secos crudos, semillas y legumbres. El programa Valor de salud simple no está relacionado con la eliminación de determinados alimentos de su dieta. Se trata de comer un bocadillo de zanahorias bebé mientras está en su escritorio de trabajo, agregar arándanos a sus copos de avena matinales, comer un puñado de almendras crudas antes de ejercitarse, o consumir una gran ensalada después de realizar ejercicio. La idea es incorporar a su dieta la mayor cantidad de alimentos completos y sin procesar que sea posible, incitándolo a que "compre dentro del perímetro" de la tienda de comestibles. Allí es donde se encuentra la comida de verdad: las frutas y verduras, los lácteos, los pescados y las aves. Mientras más se aleje de los pasillos centrales en donde se encuentra lo que el autor de *The Omnivore's Dilemma*, Michael Pollan, denomina "sustancias comestibles que parecen alimentos", mejor.

Los alimentos orgánicos son fantásticos y todo lo que crece en su propio jardín es mejor. Independientemente de cual sea la fuente, trate de incorporar de 4 a 6 porciones de frutas o verduras a su dieta diaria—cuanto más variada, mejor. Estará ingiriendo nutrientes energéticos y también incrementará las fibras, los fitonutrientes y otros componentes que ayudan a los nutrientes energéticos a trabajar mejor.

3. Haga actividad física todos los días. Probablemente ya esté haciéndolo. Como atleta, ya sea atleta profesional o universitario, fanático de la actividad física, jugador de sóftbol de fin de semana, o ciclista de montaña, probablemente se levanta y pone a su corazón a latir aceleradamente la mayoría de los días. Si es así, estamos predicando sólo para los convertidos... pero sea paciente. La verdad es que mucha gente, incluso los atletas, no siguen una rutina de ejercicios físicos *balanceada*. Estamos hablando de trabajo cardiovascular, entrenamiento de resistencia, entrenamiento de la parte media y de entrenamiento de flexibilidad. Si se combinan todas estas disciplinas, se trabaja todo el cuerpo y se contribuye al bienestar general. Existe la idea falsa de que si se quiere perder peso, hay que concentrarse en realizar actividades cardiovasculares. No obstante, ¿sabía que en realidad el entrenamiento de fuerza intenso quema más calorías, y que cuanto más músculo desarrolle, más calorías quemará su cuerpo al realizar sus actividades diarias?

Muchos atletas se concentran exclusivamente en el tipo de entrenamiento que es útil para su deporte favorito. Si es un profesional, no le sugeriremos que haga lo contrario. Pero lo más probable es que no lo sea. En ese caso, un programa de movimientos intenso que desarrolle músculos magros, esculpa su cuerpo, fortalezca su sistema cardiovascular y aumente la flexibilidad y la resistencia a las lesiones musculares es lo único que puede ayudarlo a cumplir sus objetivos atléticos. También lo hará más fuerte y saludable con el correr del tiempo.

4. Descanse más. Esto no tiene que ver con dormir, aunque podría estar relacionado. La National Sleep Foundation declaró que 70 millones de estadounidenses sufren de algún tipo de trastorno del sueño. No obstante, también estamos hablando de descanso—ese periodo mental de inactividad en el que estamos despiertos pero con nuestras mentes y sentidos en reposo—no controlando nuestros teléfonos inteligentes ni actualizando nuestras páginas de Facebook. El descanso y el sueño son mecanismos sumamente importantes para sobrellevar el estrés y, para los atletas que entrenan con frecuencia, son vitales para que el cuerpo pueda reparar los músculos dañados y evitar lesiones.

La prescripción de descanso del programa Valor de salud simple es muy sencilla: priorice el tiempo de sueño y de descanso. Eso no siempre es fácil. En nuestra cultura, muy a menudo se cree que pasar toda una noche sin dormir es un acto de heroísmo, como si privarnos de lo que repone nuestros cuerpos y mentes fuera algo de lo que se pudiera estar orgulloso. En realidad, es una forma segura de obstaculizar nuestro rendimiento mental, aumentar el riesgo de sufrir lesiones y exacerbar los efectos a largo plazo del estrés emocional y del estrés oxidativo de la actividad física. En vez de celebrar el insomnio, le recomendamos hacerle lugar al sueño y al descanso, y crear su propia rutina de sueño. Haga que el sueño sea algo sagrado; que tenga su propio espacio y un ritual previo. Trate de acostarse todas las noches a la misma hora y trate de levantarse todos los días a la misma hora. Retire del dormitorio toda clase de pantallas, desde televisores a tabletas. Cree un entorno que contribuya al sueño. En cuanto al descanso, dedique 15 minutos del día a realizar una meditación tranquila, caminar en contacto con la naturaleza o soñar despierto. El descanso permite que el cerebro repose y reponga neuroquímicos importantes, y puede mejorar el bienestar y la concentración.

5. Respire profundamente todos los días. ¿Cómo está respirando en este momento? Seguramente estaba respirando superficialmente hasta que respiró profundo después de leer esa oración. Por lo general, no somos concientes de nuestra propia respiración, pero la mayoría de nosotros respira superficialmente la mayor parte del día. La respiración superficial reduce los niveles de oxígeno del cuerpo y aumenta la respuesta al estrés. Cuando usted respira rápida y superficialmente, el cuerpo interpreta esto como una señal de que algo estresante está pasando y se activa la reacción de "lucha o huida". Con el tiempo, la liberación de las poderosas hormonas asociadas a la "respuesta el estrés" puede dañar gravemente el cuerpo.

Seguramente, cuando entrena, respira profundamente, lo que le da una ventaja sobre la mayoría de las otras personas. Sin embargo, incluso cuando no está en la bicicleta estática, corriendo o levantando pesas, puede beneficiarse de la respiración profunda consciente. Es una de las mejores maneras de reducir los efectos del estrés y producir una sensación de bienestar. Pruebe realizar una serie de inspiraciones profundas—inhale y cuente hasta ocho, y exhale y cuente hasta ocho. ¿Cómo se siente? La respiración es la única función nerviosa autonómica sobre la que tenemos control. Respirar lenta y profundamente reduce la respuesta del cuerpo al estrés. Activa el sistema nervioso parasimpático, y esto reduce la presión arterial. Todo se relaja. Esta es la razón por la cual la FDA aprobó los productos diseñados para tratar la hipertensión enseñándole a las personas a respirar profundamente—en verdad, funcionan.

Una combinación poderosa

Imagine qué pasaría si combinara el estilo de vida de atleta saludable que lleva actualmente con una suplementación de nutrientes energéticos y los cinco pasos del programa Valor de salud simple. Estaría haciendo casi todo lo posible para asegurarse de alcanzar su máximo potencial atlético, a la vez que disfruta de estar un paso adelante hacia una vida de bienestar vibrante y activa. Estaría aumentando las posibilidades de evitar una enfermedad debilitante y la posibilidad de participar de las actividades que le gustan por mucho tiempo. Sólo tiene que tomar la decisión.

Se dará cuenta de que cuando todas las células de todos los sistemas de su cuerpo—cardiovascular, muscular, nervioso, óseo, digestivo, linfático, endocrino, etc.—están acondicionados por el entrenamiento físico y tienen los nutrientes que necesitan para responder instantáneamente a las demandas atléticas, logrará el máximo rendimiento posible durante el máximo de tiempo posible.

Ya le contamos lo que sabemos. Ya tiene el instinto atlético y la pasión. El resto depende de usted. La salud es realmente riqueza, y el rendimiento atlético está al alcance de todos. Aunque no puede ser un atleta olímpico, puede ser un campeón. Déle a su cuerpo lo que necesita para rendir al máximo de su potencial. El cielo es el límite.

Comparta con nosotros su rendimiento óptimo

Como atleta, le exige a su cuerpo que alcance un rendimiento óptimo. Tal vez piense que ya lo logró porque se ve bien y no tiene exceso de grasa corporal. Eso es excelente, pero a menos que comprenda cómo la nutrición, el ON y el ejercicio se combinan para que cada una de las células de su cuerpo funcione como una máquina bien afinada, perderá la oportunidad de desarrollar mayor velocidad, fuerza y resistencia.

Cuando alcanza su rendimiento máximo, los músculos del cuerpo utilizan energía adicional para mover los pedales o para levantar las pesas. El corazón y los vasos sanguíneos transportan más oxígeno a los músculos que se están ejercitando. El páncreas segrega el nivel adecuado de insulina para ayudar al organismo a transformar el azúcar en energía. Además, el estómago, el hígado y los intestinos extraen mayor cantidad de carbohidratos, proteínas y minerales esenciales de los geles, barras energéticas y bebidas con electrolitos que usted consume. Alcanzar el desempeño máximo significa lograr que su cuerpo responda a todo lo que le exige, en el momento en el que lo pide—y, a veces, lograr que supere los que usted creía que eran sus límites.

El desafío que puede proponerse es hacer un seguimiento de su rendimiento y observar cómo cambian los resultados a medida que implementa cambios en su dieta y añade nutrientes energéticos (descritos en la Sección 3 de este libro) a su programa de suplementación. Estamos seguros de que, con el tiempo, a medida que implemente estos cambios, notará mejoras sustanciales y tangibles en los aspectos de su rendimiento atlético óptimo que más le interesen, desde un salto vertical, a la velocidad al nadar o la distancia de tiro que logra.

Mida claramente su rendimiento atlético actual, anótelo, aplique todo lo que aprendió en este libro y vea hasta dónde puede llevar su rendimiento una vez que haya comprendido claramente cómo implementar una nutrición adecuada y los beneficios de un programa de suplementación óptima.

A medida que obtenga los resultados, manténganos actualizados por medio de un correo electrónico a **aperformancenutrition@healthiswealth.net**. Si desea que compartamos sus resultados con otras personas, indíquelo en su correo, y los publicaremos en **healthiswealth.net**. Incluso puede enviarnos una foto de alguna competencia en la que haya participado o de su entrenamiento diario.

Notas finales

Capítulo 5

Ian McDonald, "Sugars for Success?", *British Journal of Sports Medicine* 24, N.º 2 (1990): 93-94

"Carbohydrate Needs", Masters Athlete, <http://www.mastersathlete.com.au>.

"Manganese", Micronutrient Information Center, Linus Pauling Institute, Universidad Estatal de Oregon.

Anni Heikkinen, Antti Alaranta, Ilkka Helenius y Tommi Vasankari, "Use of dietary supplements in Olympic athletes is decreasing: a follow-up study between 2002 and 2009", *Journal of the International Society of Sports Nutrition* 8 (2011).

Richard J. Bloomer y Allan H. Goldfarb, "Anaerobic Exercise and Oxidative Stress: A Review", *Canadian Journal of Applied Physiology* 29, N.º 3 (2004): 245-63.

O.-C. Skare, Ø. Skadberg y A.R. Wisnes, "Creatine supplementation improves sprint performance in male sprinters", *Scandinavian Journal of Medicine & Science in Sports* 11, N.º 2 (abril de 2001): 96-102.

Richard J. Bloomer, Douglas E. Larson, Kelsey H. Fisher-Wellman, Andrew J. Galpin y Brian K. Schilling, "Effect of eicosapentaenoic and docosahexaenoic acid on resting and exercise-induced inflammatory and oxidative stress biomarkers: a randomized, placebo controlled, cross-over study", *Lipids in Health and Disease* 8 (2009): 36.

E.E. Noreen, M.J. Sass, M.L. Crowe, V.A. Pabon, J. Brandauer, L.K. Averill, "Effects of supplemental fish oil on resting metabolic rate, body composition, and salivary cortisol in healthy adults", *Journal of the International Society of Sports Nutrition* 7, N.º 31 (2010).

Amir Lerman, MD; John C. Burnett, Jr., MD; Stuart T. Higano, MD; Linda J. McKinley, RN y David R. Holmes, Jr., MD, "Long-term L-Arginine Supplementation Improves Small-Vessel Coronary Endothelial Function in Humans", *Circulation* 97 (1998): 2123-28.

Jared M. Dickinson, Christopher S. Fry, Micah J. Drummond, David M. Gundermann,

Dillon K. Walker, Erin L. Glynn, Kyle L. Timmerman, Shaheen Dhanani, Elena Volpi y Blake B. Rasmussen, "Mammalian Target of Rapamycin Complex 1 Activation Is Required for the Stimulation of Human Skeletal Muscle Protein Synthesis by Essential Amino Acids", *The Journal of Nutrition* 141, N.º 5 (1.º de mayo de 2011): págs. 856-62.

Capítulo 6

Personal de Mayo Clinic, "Strength training: Get stronger, leaner, healthier", <http://www.mayoclinic.com>.

Judy E. Anderson, "A Role for Nitric Oxide in Muscle Repair: Nitric Oxide-mediated Activation of Muscle Satellite Cells", *Molecular Biology of the Cell* 11 (mayo de 2000): págs. 1859-74.

M. Matejovic, P. Radermacher, I. Tugtekin et ál., "Effects of selective iNOS inhibition on gut and liver O2-exchange and energy metabolism during hyperdynamic porcine endotoxemia", *Shock* 16, N.º 3 (2001): págs. 203-10.

M.A. Tarnopolsky, J.D. MacDougall y S.A. Atkinson, "Influence of protein intake and training status on nitrogen balance and lean body mass", *Journal of Applied Physiology* 64, N.º 1 (enero de 1988): págs. 187-93.

M.L. Fernandez, "Dietary cholesterol provided by eggs and plasma lipoproteins in healthy populations", *Current Opinion in Clinical Nutrition & Metabolic Care* 9 (2006): págs. 8-12.

Linda Houtkooper, "Weight Gain Tips for Athletes", *University of Arizona Cooperative Extension*, <http://cals.arizona.edu/pubs/health/az1385.pdf>.

Chiung-I Chang, James C. Liao y Lih Kuo, "Arginase modulates nitric oxide production in activated macrophages", *Heart and Circulatory Physiology* 274, N.º 1 (enero de 1998).

Ewa Jówko, MS; Piotr Ostaszewski, DVM, PhD; Michal Jank, DVM; Jaroslaw Sacharuk, PhD; Agnieszka Zieniewicz, MS; Jacek Wilczak, PhD; y Steve Nissen, DVM, "Creatine and β-hydroxy-β-methylbutyrate (HMB) additively increase lean body mass and muscle strength during a weight-training program", *Nutrition* 17, N.º 7 (julio de 2001): págs. 558-66.

Jeff S. Volek, PhD, RD, y Eric S. Rawson, PhD, "Scientific basis and practical aspects of creatine supplementation for athletes", *Nutrition* 20, N.º 7 (julio de 2004): págs. 609-14.

"Proteins are the Body's Worker Molecules", *The Structures of Life*, National Institute of General Medical Sciences, <http://publications.nigms.nih.gov>.

Jim Stoppani, Timothy Scheett, James Pena, Chuck Rudolph y Derek Charlebois, "Consuming a supplement containing branched-chain amino acids during a resistancetraining program increases lean mass, muscle strength and fat loss", *Journal of the International Society of Sports Nutrition* 6, N.º 1 (2009): pág. 1.

E. Roth et ál., "Metabolic Disorders in Severe Abdominal Sepsis, Glutamine Deficiency in Skeletal Muscle", *Clinical Nutrition* 1 (1982): págs. 25-41.

Joe Klemczewski, "Glutamine," (2002): http://www.joesrevolution.com.

Capítulo 7

Louis Ignarro, PhD, "To Your Heart Health", http://www.edietstar.com.

F.J. Larsen, E. Weitzberg, J.O. Lundberg y B. Ekblom, "Effects of dietary nitrate on oxygen cost during exercise", *Acta Physiologica* 191, N.º 1 (septiembre de 2007): págs. 59–66.

M.W. Radomski, R.M.J. Palmer y S. Moncada, "Endogenous Nitric Oxide Inhibits Human Platelet Adhesion To Vascular Endothelium", *The Lancet* 330, N.º 8567 (7 de noviembre de 1987): págs. 1057-58.

M. Silvia Taga, E.E. Miller y D.E. Pratt, "Chia seeds as a source of natural lipid antioxidants", *Journal of the American Oil Chemists Society* 61, N.º 5: págs. 928-31.

S.J. Bailey, P. Winyard, A. Vanhatalo, J.R. Blackwell, F.J. Dimenna, D.P. Wilkerson, J. Tarr y N. Benjamin, A.M. Jones, "Dietary nitrate supplementation reduces the O2 cost of low-intensity exercise and enhances tolerance to high-intensity exercise in humans", *Journal of Applied Physiology* 107, N.º 4 (octubre de 2009): págs. 1144-55.

S.J. Bailey et ál., "Influence of N-acetylcysteine administration on pulmonary O2 uptake kinetics and exercise tolerance in humans", *Respiratory Physiology & Neurobiology* 175, N.º 1 (31 de enero de 2011): págs. 121-29.

Andrew J. Maxwell, Hoai-Ky V. Ho, Christine Q. Le, Patrick S. Lin, Daniel Bernstein y John P. Cooke, "L-Arginine enhances aerobic exercise capacity in association with augmented nitric oxide production", *Journal of Applied Physiology* 90, N.º 3 (marzo de 2001): págs. 933-938.

Stephen J. Bailey, Paul G. Winyard, Anni Vanhatalo, Jamie R. Blackwell, Fred J. DiMenna, Daryl P. Wilkerson y Andrew M. Jones, "Acute L-arginine supplementation reduces the O2 cost of moderate-intensity exercise and enhances high-intensity exercise tolerance", *Journal of Applied Physiology* 109, N.º 5 (noviembre de 2010): págs. 1394-1403.

"Anti-Inflammatory Effects Of Omega 3 Fatty Acid In Fish Oil Linked To Lowering Of Prostaglandin", *Science Daily* (4 de abril de 2006).

E. Blomstrand, P. Hassmén, S. Ek, B. Ekblom y E.A. Newsholme, "Influence of ingesting a solution of branched-chain amino acids on perceived exertion during exercise", *Acta Physiologica Scandinavica* 159, N.º 1 (enero de 1997): págs. 41–49.

Darin J. Falk, Kate A. Heelan, John P. Thyfault y Alex J. Koch, "Effects of Effervescent Creatine, Ribose, and Glutamine Supplementation on Muscular Strength, Muscular Endurance, and Body Composition", *Journal of Strength and Conditioning Research* 17, N.º 4 (2003): págs. 810–16.

Capítulo 8

PsychCentral News Editor, "Sleep Deprivation Common Among Americans", revisado por John M. Grohol, PsyD, (9 de marzo de 2010): http://www.psychcentral.com.

Mike Sweeney, "What Percentage of Body Weight Suffers When Losing Water During a Sports Performance?", http://www.livestrong.com.

Christopher S.D. Almond, MD, MPH, et ál., "Hyponatremia among Runners in the Boston Marathon", *New England Journal of Medicine* 352 (2005): págs. 1550-56.

Miguel Cavazos, "The Effects of Nitric Oxide Supplement", http://www.livestrong.com.

Santosh Shinde, PhD, et ál., "Coenzyme Q10: A Review of Essential Functions", *The Internet Journal of Nutrition and Wellness* 1, N.º 2 (2005).

M. Negro et ál., "Branched-chain amino acid supplementation does not enhance athletic performance but affects muscle recovery and the immune system", *Journal of Sports Medicine and Physical Fitness*, 48, N.º 3 (2008): págs. 347-51.

Olu Odebunmi, "Difference Between Whey & Whey Isolate", http://www.livestrong.com.

"Post Workout Recovery", http://www.civilianmilitarycombine.com.

W.J. Kraemer, J.S. Volek, D.N. French, M.R. Rubin, M.J. Sharman, A.L. Gomez, N.A. Ratamess, R.U. Newton, B. Jemiolo, B.W. Craig y K. Hakkinen, "The effects of L-carnitine L-tartrate supplementation on hormonal responses to resistance exercise and recovery", *Journal of Strength and Conditioning Research* 17, N.º 3 (2003): págs. 455-62.

Capítulo 9

Mustafa Atalay, MD, MPH, PhD; Jani Lappalainen, PhD; Chandan K. Sen, PhD, "Nutrition Dietary Antioxidants for the Athlete", *Current Sports Medicine Reports* 5, N.º 4 (agosto de 2006): págs. 182-86.

A.K. Adams y T.M. Best, "The Role of Antioxidants in Exercise and Disease Prevention", *The Physician and Sportsmedicine* 30, N.º 5 (mayo de 2002): págs. 37-46.

Susan M. Kleiner, PhD, RD, "Antioxidants: Vitamins That Do Battle", *Physician and Sportsmedicine* 22, N.º 2 (febrero de 1994): págs. 23-24.

P.M. Clarkson y H.S. Thompson, "Antioxidants: What Role Do They Play in Physical Activity and Health?", *American Journal of Clinical Nutrition* 72, N.º 2 (2000): págs. 637S-646S.

Rex Rhein, "Antioxidants Let Weekend Athletes Avoid Soreness", *Family Practice News*

(1.º de agosto de 1996): pág. 32.

Tommi J. Vasankari, "Increased serum and low-density-lipoprotein antioxidant potential after antioxidant supplementation in endurance athletes", *The American Journal of Clinical Nutrition* 65 (1997): págs. 1052-56.

A.S. Rousseau y I. Margaritis, "Physical activity alters antioxidant status in exercising elderly subjects", *The Journal of Nutritional Biochemistry* 17, N.º 7 (2006): págs. 463-70.

J. Louis, C. Hausswirth, F. Bieuzen y J. Brisswalter, "Vitamin and mineral supplementation effect on muscular activity and cycling efficiency in master athletes", *Applied Physiology, Nutrition, and Metabolism* 35, N.º 3 (junio de 2010): págs. 251-60.

O. Neubauer, S. Reichhold, L. Nics, C. Hoelzl, J. Valentini, B. Stadlmayr, S. Knasmüller y K.H. Wagner, "Antioxidant responses to an acute ultra-endurance exercise: impact on DNA stability and indications for an increased need for nutritive antioxidants in the early recovery phase", *British Journal of Nutrition* 104, N.º 8 (octubre de 2010): págs. 1129-38.

E.M. Peters, J.M. Goetzsche y B. Grobbelaar, "Vitamin C supplementation reduces the incidence of postrace symptoms of upper-respiratory-tract infection in ultramarathon runners", *American Journal of Clinical Nutrition* 57 (1993): págs. 170-74.

P. Tauler, A. Aguiló, E. Fuentespina, J. Tur y A. Pons, "Diet supplementation with vitamin E, vitamin C and ß-carotene cocktail enhances basal neutrophil antioxidant enzymes in athletes", *European Journal of Physiology* 443, N.º 5-6 (2002): págs. 791-97.

Jean-Claude Guilland, Thierry Penaranda, Corinne Gallet, Vincent Boggio, Françoise Fuchs y Jacques Klepping, "Vitamin status of young athletes including the effects of supplementation", *Medicine & Science in Sports & Exercise* (2007).

C.J. Krumbach, D.R. Ellis y J.A. Driskell, "A report of vitamin and mineral supplement use among University athletes in a Division I Institution", *International Journal of Sport Nutrition* 9, N.º 4 (1999): págs. 416-25.

Jonathan M. Peake, "Vitamin C: Effects of Exercise and Requirements With Training", *International Journal of Sport Nutrition and Exercise Metabolism* 13 (2003): págs. 125-51.

H. Gerster, "The role of Vitamin C in athletic performance", *American College of Nutrition* 8, N.º 6 (diciembre de 1989): págs. 636-43.

William J. Evans, "Vitamin E, vitamin C, and exercise 1, 2, 3", *American Journal of Clinical Nutrition* 72, N.º 2 (agosto de 2000): págs. 647S-652S.
S. Patlar y E. Boyali, "Elements in Sera of Elite Taekwondo Athletes: Effects of Vitamin E Supplementation", *Biological Trace Element Research* 139, N.º 2 (febrero de 2011): págs. 119-25.
P.M. Tiidus y M.E. Houston, "Vitamin E status and response to exercise training", *Sports*

Medicine 20, N.º 1 (julio de 1995): págs. 12-23.

Y. Hellsten y J.J. Nielsen, "Antioxidant supplementation enhances the exercise-induced increase in mitochondrial uncoupling protein 3 and endothelial nitric oxide synthase mRNA content in human skeletal muscle", *Free Radical Biology and Medicine* 43, N.º 3 (2007): págs. 353-61.

Jennifer M. Sacheck, Eric A. Decker y Priscilla M. Clarkson, "The effect of diet on Vitamin E intake and oxidative stress in response to acute exercise in female athletes", *European Journal of Applied Physiology* 83, N.º 1 (septiembre de 2000): págs. 40-46.

R.J. Shephard, R. Campbell, P. Pimm, D. Stuart y G.R. Wright, "Vitamin E, exercise, and the recovery from physical activity", *European Journal of Applied Physiology and Occupational Physiology* 33, N.º 2: págs. 119-26.

G. Haralambie, "Serum Zinc in Athletes in Training", *International Journal of Sports Medicine* 2, N.º 3 (1981): págs. 135-38.

MScM. Fogelholm, MScJ. Laakso, MScJ. Lehto y BAI. Ruokonen, "Dietary intake and indicators of magnesium and zinc status in male athletes", *Nutrition Research* 11, N.º 10 (octubre de 1991): págs. 1111-18.

L.M. Weight, T.D. Noakes, D. Labadarios, J. Graves, P. Jacobs y P.A. Berman, "Vitamin and mineral status of trained athletes including the effects of supplementation", *American Journal of Clinical Nutrition* 47, N.º 2 (febrero de 1988): págs. 186-91.

T.D. Fahey, J.D. Larsen, G.A. Brooks, W. Colvin, S. Henderson y D. Lary, "The effects of ingesting polylactate or glucose polymer drinks during prolonged exercise", *International Journal of Sport Nutrition* 1, N.º 3 (septiembre de 1991): págs. 249-56.

George Brooks, "What Is Polylactate And What Does It Do?", *Mass Nutrition*, http://www.mass.fi/article.asp?id=68.

John L. Azevedo, Jr., Emily Tietz, Tashena Two-Feathers, Jeff Paull y Kenneth Chapman, "Lactate, Fructose and Glucose Oxidation Profiles in Sports Drinks and the Effect on Exercise Performance", *PLoS One* 2, N.º 9 (26 de septiembre de 2007): págs. e927.
Thomas D. Fahey, James D. Larsen, George A. Brooks, Steven Henderson y Darrel Lary, "The Effects of Ingesting Polylactate or Glucose Polymer Drinks During Prolonged Exercise", *Sports and Nutrition* 1, N.º 3 (septiembre de 1991): págs. 249-56.

Capítulo 10

Håkan K. R. Karlsson, Per-Anders Nilsson, Johnny Nilsson, Alexander V. Chibalin, Juleen R. Zierath y Eva Blomstrand, "Branched-chain amino acids increase p70S6k phosphorylation in human skeletal muscle after resistance exercise", *American Journal of Physiology – Endocrinology and Metabolism* 287, N.º 1 (julio de 2004): págs. E1-E7.

Jason E. Tang, Daniel R. Moore, Gregory W. Kujbida, Mark A. Tarnopolsky y Stuart

M. Phillip, "Ingestion of whey hydrolysate, casein, or soy protein isolate: effects on mixed muscle protein synthesis at rest and following resistance exercise in young men", *Physiology* 107, N.º 3 (septiembre de 2009): págs. 987-92.

L.Q. Qin et ál., "Higher Branched-Chain Amino Acid Intake Is Associated with a Lower Prevalence of Being Overweight or Obese in Middle-Aged East Asian and Western Adults", *Journal of Nutrition* 141, N.º 2 (febrero de 2011): págs. 249-54.

E.F. Palo, P. Metus, R. Gatti, O. Previti, L. Bigon y C.B. Palo, "Branched chain amino acids chronic treatment and muscular exercise performance in athletes: a study through plasma acetyl-carnitine levels", *Amino Acids* 4, N.º 3: págs. 255-66.

E.F. De Palo, R. Gatti, E. Cappellin, C. Schiraldi, C.B. De Palo y P. Spinella, "Plasma lactate, GH and GH-binding protein levels in exercise following BCAA supplementation in athletes", *Amino Acids* 20, N.º 1: págs. 1-11.

Reinaldo A. Bassit, Letícia A. Sawada, Reury F. Bacurau, Franciso Navarro, Eivor Martins, Jr., Ronaldo V. Santos, Erico C. Caperuto, Patrícia Rogeri y Luís F. Costa Rosa, "Branched-chain amino acid supplementation and the immune response of long-distance athletes", *Nutrition* 18, N.º 5 (mayo de 2002): págs. 376-79.

L. Di Luigi, Laura Guidetti, Fabio Pigozzi, Carlo Baldari, Alessandro Casini, Maurizo Nordio y Francesco Romanelli, "Acute amino acids supplementation enhances pituitary responsiveness in athletes", *Medicine & Science in Sports & Exercise* 31, N.º 12 (diciembre de 1999): págs. 1748.

Huang Jin-li y Ou Ming-hao, "The Effect of Branched-chain Amino Acid Supplementation on Gluconeogenesis of Athletes After Exhaustive Exercise", *Journal of Tianjin University of Sport* (2006).

Capítulo 11

J.M. Davis y C.J. Carlstedt, "The dietary flavonoid quercetin increases VO(2max) and endurance capacity", *International Journal of Sport Nutrition and Exercise Metabolism* 20, N.º 1 (febrero de 2010): págs. 56-62.

H. Gökbel, I. Gül, M. Belviran y N. Okudan, "The Effects Of Coenzyme Q10 Supplementation on Performance During Repeated Bouts of Supramaximal Exercise in Sedentary Men", *Journal of Strength and Conditioning Research* (28 de julio de 2009).

M. Cooke y R. Kreider, "Effects of acute and 14-day coenzyme Q10 supplementation on exercise performance in both trained and untrained individuals", *Journal of the International Society of Sports Nutrition* 5, N.º 1 (2008): págs. 8.

A. Zheng y T. Moritani, "Influence of CoQ10 on Autonomic Nervous Activity and Energy Metabolism during Exercise in Healthy Subjects", *Journal of Nutritional Science and Vitaminology* (Tokyo) 54, N.º 4 (2008): págs. 286-90.

M. Konet et ál., "Reducing exercise-induced muscular injury in kendo athletes with supplementation of coenzyme Q10", *British Journal of Nutrition* 100, N.º 4 (2008): págs. 903-9.

J. Islam, B.F. Uretsky y V.S. Sierpina, "Heart failure improvement with CoQ10, Hawthorn, and magnesium in a patient scheduled for cardiac resynchronization-defibrillator therapy: a case study", *Explore* (NY) 2, N.º 4 (2006): págs. 339-41.

S. Sander y S.I. Coleman, "The impact of coenzyme Q10 on systolic function in patients with chronic heart failure", *Journal of Cardiac Failure* 12, N.º 6 (2006): págs. 464-72.

S.A. Shah y S. Sander, "Electrocardiographic and hemodynamic effects of coenzyme Q10 in healthy individuals: a double-blind, randomized controlled trial", *The Annals of Pharmacotherapy* 41, N.º 3 (2007): págs. 420-25.

Capítulo 12

Paul L. Greenhaff, "Creatine and Its Applications as an Ergogenic Aid", *International Journal of Sports Nutrition* 5 (1995): págs. S100-10.

Ronald J. Maughan, "Creatine Supplementation and Exercise Performance", *International Journal of Sports Nutrition* 5 (1995): págs. 94-101.

Melvin H. Williams, PhD, y J. David Branch, PhD, "Creatine Supplementation and Exercise Performance: An Update", *Journal of the American College of Nutrition* 17, N.º 3 (1998): págs. 216-34.

M.W. Rich, "Chronic Heart Failure", *Handbook of Clinical Nutrition and Aging*, págs. 437-53

Stephen M. Cornish, Darren G. Candow, Nathan T. Jantz, Philip D. Chilibeck, Jonathan P. Little, Scott Forbes, Saman Abeysekara y Gordon A. Zello, "Conjugated Linoleic Acid Combined With Creatine Monohydrate and Whey Protein Supplementation During Strength Training", *IJSNEM* 19, N.º 1 (febrero de 2009).

Jonathan P. Little, Scott C. Forbes, Darren G. Candow, Stephen M. Cornish y Philip D. Chilibeck, "Creatine, Arginine α-Ketoglutarate, Amino Acids, and Medium-Chain Triglycerides and Endurance and Performance", *IJSNEM* 18, N.º 5 (octubre de 2008).

R.B. Kreider, "Creatine, the Next Ergogenic Supplement?", *Sportscience Training & Technology*, Internet Society for Sport Science (2008).

Konstantinos Havenetidis, Ourania Matsouka, Carlton Brian Cooke y Apostolos Theodorou, "The use of varying creatine regimens on sprintcycling", *Journal of Sports Science and Medicine* 2 (2003): págs. 88-97.

M.A. Tarnopolsky y D.P. MacLennan, "Creatine monohydrate supplementation enhances high-intensity exercise performance in males and females", *International Journal of Sport Nutrition and Exercise Metabolism* 10, N.º 4 (2000): págs. 452-63.

M.D. Becque, J.D. Lochmann y D.R. Melrose, "Effects of oral creatine supplementation on muscular strength and body composition", *Medicine & Science in Sports & Exercise* 32, N.º 3 (2000): págs. 654-58..

John M. Lawler, William S. Barnes, Gaoyao Wu, Wook Song y Scott Demaree, "Direct Antioxidant Properties of Creatine", *Biochemical and Biophysical Research Communications* 290 (2002): págs. 47–52.

K.L. Kendall, A.E. Smith, J.L. Graef, D.H. Fukuda, J.R. Moon, T.W. Beck, J.T. Cramer y J.R. Stout, "Effects of four weeks of high-intensity interval training and creatine supplementation on critical power and anaerobic working capacity in college-aged men", *Journal of Strength & Conditioning Research* 23, N.º 6 (septiembre de 2009): págs. 1663-69.

J.Y. Ho, W.J. Kraemer, J.S. Volek, M.S. Fragala, G.A. Thomas, C. Dunn-Lewis, M. Coday, K. Häkkinen y C.M. Maresh, "L-Carnitine l-tartrate supplementation favorably affects biochemical markers of recovery from physical exertion in middle-aged men and women", *Metabolism* (30 de diciembre de 2009).

J.L. Graef, A.E. Smith, K.L. Kendall, D.H. Fukuda, J.R. Moon, T.W. Beck, J.T. Cramer y J.R. Stout, "The effects of four weeks of creatine supplementation and high-intensity interval training on cardiorespiratory fitness: a randomized controlled trial", *Journal of the International Society of Sports Nutrition* 6 (2009): págs. 18

Y.L. Law, W.S. Ong, T.L. GillianYap, S.C. Lim y E. Von Chia, "Effects of two and five days of creatine loading on muscular strength and anaerobic power in trained athletes", *Journal of Strength & Conditioning Research* 23, N.º 3 (mayo de 2009): págs. 906-14.

A.P. Johnston, D.G. Burke, L.G. MacNeil y D.G. Candow, "Effect of creatine supplementation during cast-induced immobilization on the preservation of muscle mass, strength, and endurance", *Journal of Strength & Conditioning Research* 23, N.º 1 (enero de 2009): págs. 116-20.

Capítulo 13

U.N. Das, "Essential Fatty Acids and Osteoporosis", *Nutrition* 16 (2000): págs. 386-90.

B. Tartibian y B.H. Maleki, "Omega-3 Fatty acids supplementation attenuates inflammatory markers after eccentric exercise in untrained men", *Clinical Journal of Sport Medicine* 21, N.º 2 (2011): págs. 131-37.

Timothy D. Mickleborough, Rachael L. Murray, Alina A. Ionescu y Martin R. Lindley, "Fish Oil Supplementation Reduces Severity of Exercise-Induced Bronchoconstriction in Elite Athletes", *American Journal of Respiratory and Critical Care Medicine* 168 (2003): págs. 1181-89.

R. Carmena, MD, y S.M. Grundy, MD, "Management of Hypertriglyceridemic Patients. B. Dietary Management of Hypertriglyceridemic Patients", *The American Journal of Cardiology* 68 (24 de julio de 1991): págs. 35A-37A.

D. König, A. Berg, C. Weinstock, J. Keul y H. Northoff, "Essential fatty acids, immune function, and exercise", *Exercise Immunology* Revisión 3 (1997): págs. 1-31.

Capítulo 14

C.L. Camic, T.J. Housh, J.M. Zuniga, R.C. Hendrix, M. Mielke, G.O. Johnson y R.J. Schmidt, "Effects of Arginine-Based Supplements on the Physical Working Capacity at the Fatigue Threshold", *The Journal of Strength & Conditioning Research* 24, N.º 5 (mayo de 2010): págs. 1306-12.

Jonathan P. Little, Scott C. Forbes, Darren G. Candow, Stephen M. Cornish y Philip D. Chilibeck, "Creatine, Arginine α-Ketoglutarate, Amino Acids, and Medium-Chain Triglycerides and Endurance and Performance", *IJSNEM* 18, N.º 5 (octubre de 2008).

Ben B. Yaspelkis III y John L. Ivy, "The Effect of a Carbohydrate—Arginine Supplement on Postexercise Carbohydrate Metabolism", *IJSNEM* 20, N.º 4 (noviembre de 2009).

A. Schaefer y F. Piquard, "L-Arginine Reduces Exercise-Induced Increase in Plasma Lactate and Ammonia", *International Journal of Sports Medicine* 23 (2002): págs. 403-7.

Leszek Ceremuzynski, MD, PhD, "Effect of Supplemental Oral L-Arginine on Exercise Capacity in Patients With Stable Angina Pectoris", *The American Journal of Cardiology* 80 (1.º de agosto de 1997): págs. 331-33.

N. Nagaya, M. Uematsu y H. Oya, "Short-Term Oral Administration of L-Arginine Improves Hemodynamics and Exercise Capacity in Patients With Precapillary Pulmonary Hypertension", *American Journal of Respiratory and Critical Care Medicine* 163 (2001): págs. 887-91.

Capítulo 15

A. Figueroa y F. Vicil, "Oral L-Citrulline Supplementation Attenuates Blood Pressure Response to Cold Pressor Test in Young Men", *American Journal of Hypertension* (22 de octubre de 2009).
K. Sasajima, "Increases in pulmonary artery pressure and cardiac output due to the inhibition of nitric oxide synthesis during operative stress", *Journal Surgery Today* 25, N.º 10 (octubre de 2005).

Arturo Figueroa, Julian A. Trivino, Marcos A. Sanchez-Gonzalez y Vicil Florence, "Oral L-Citrulline Supplementation Attenuates Blood Pressure Response to Cold Pressor Test in Young Men," *American Journal of Hypertension* 23, N.º 1 (2010): págs. 12–16.

Antoni Sureda, Alfredo Córdova, Miguel D. Ferrer, Pedro Tauler, Gerardo Pérez, Josep A. Tur y Antoni Pon, "Effects of L-citrulline oral supplementation on polymorphonuclear neutrophils oxidative burst and nitric oxide production after exercise", *Informa Health Care* 43, N.º 9 (2009): págs. 828-35.
William J. Kraemer, Disa L. Hatfield, Barry A. Spiering, Jakob L. Vingren, Maren S. Fragala, Jen-Yu Ho, Jeff S. Volek, Jeffrey M. Anderson y Carl M. Maresh, "Effects of a multi-nutrient supplement on exercise performance and hormonal responses to resistance exercise", *European Journal of Applied Physiology* 101, N.º 5 (diciembre de

2007): págs. 637-646.

M.D. Brown, M. Srinivasan, R.V. Hogikyan, D.R. Dengel1, S.G. Glickman, A. Galecki y M.A. Supiano, "Nitric Oxide Biomarkers Increase During Exercise-Induced Vasodilation in the Forearm", *International Journal of Sports Medicine* 21, N.º 2 (2000): págs. 83-89.

Capítulo 16

John T. Brosnan, "Interorgan Amino Acid Transport and its Regulation", *The Journal of Nutrition* 133 (junio de 2003): págs. 2068S-72S.

P. Newsholme, M.M. Lima, J. Procopio, T.C. Pithon-Curi, S.Q. Doi, R.B. Bazotte y R. Curi, "Glutamine and glutamate as vital metabolites", *Brazilian Journal of Medical and Biological Research* 36, N.º 2 (febrero de 2003): págs. 153-63.

Philip Newsholme, "Why Is L-Glutamine Metabolism Important to Cells of the Immune System in Health, Postinjury, Surgery or Infection?", *The Journal of Nutrition* 131, N.º 9 (1.º de septiembre de 2001): págs. 2515S-22S.

Wha-Joon Lee, Richard A. Hawkins, Juan R. Viña y Darryl R. Peterson, "Glutamine transport by the blood-brain barrier a possible mechanism for nitrogen removal", *American Journal of Physiology – Cell Physiology* 274, N.º 4 (abril de 1998): págs. C1101-7.

Timothy C. Ballard, MD; Ahmed Farag, MD; Gene D. Branum, MD; Onye E. Akwari, MD; y Emmanuel C. Opara, PhD, "Effect of L-glutamine supplementation on impaired glucose regulation during intravenous lipid administration", *The International Journal of Applied and Basic Nutritional Sciences* 12, N.º 5 (mayo de 1996): págs. 349-54.

Robert J. Smith, MD, "Glutamine Metabolism and Its Physiologic Importance", *Journal of Parenteral and Enteral Nutrition* 14, N.º 4 (julio de 1990): págs. 40S-44S.
Linda M. Castell y Eric A. Newsholme, "The effects of oral glutamine supplementation on athletes after prolonged, exhaustive exercise" *Nutrition* 13, N.º 7 y 8 (julio/agosto de 1997): págs. 738-42.

L.M. Castell, J.R. Poortmans, R. Leclercq, M. Brasseur, J. Duchateau y E.A. Newsholme, "Some aspects of the acute phase response after a marathon race, and the effects of glutamine supplementation", *European Journal of Applied Physiology and Occupational Physiology* 75, N.º 1 (1997): págs. 47-53.

Jose Antonio y Chris Street, "Glutamine: A Potentially Useful Supplement for Athletes", *Canadian Journal of Applied Physiology* 24, N.º 1 (1999): págs. 1-14.

Capítulo 17

Rosa Huertas, Yolanda Campos, Enrique Díaz, Jesus Esteban, Leonardo Vechietti,

Giussepe Montanari, Stefania D'Iddio, Marco Corsi,y Joaquin Arenas, "Respiratory chain enzymes in muscle of endurance athletes: Effect of L-carnitine", *Biochemical and Biophysical Research Communications* 188, N.º 1 (15 de octubre de 1992): págs. 102-7.

C. Marconi, G. Sassi, A. Carpinelli y P. Cerretelli, "Effects of L-carnitine loading on the aerobic and anaerobic performance of endurance athletes", *European Journal of Applied Physiology and Occupational Physiology* 54, N.º 2 (1985): págs. 131-35.

R. Nüesch, M. Rosstto y B. Martina, "Plasma and urine carnitine concentrations in well-trained athletes at rest and after exercise, Influence of L-carnitine intake", *Drugs Under Experimental & Clinical Research* 25, N.º 4 (1999): págs. 167-71.

C.P. Cerretelli, "L-Carnitine Supplementation in Humans, The Effects on Physical Performance", *International Journal of Sports Medicine* 11, N.º 1 (1990): págs. 1-14.

Paolo Colombani, Caspar Wenk, Iris Kunz, Stephan Krähenbühl, Martina Kuhnt, Myrtha Arnold, Petra Frey-Rindova, Walter Frey y Wolfgang Langhans, "Effects of L-carnitine supplementation on physical performance and energy metabolism of endurance-trained athletes: a double-blind crossover field study", *European Journal of Applied Physiology and Occupational Physiology* 73, N.º 5 (1996): págs. 434-39

Heidrun Karlic, PhD, y Alfred Lohninger, PhD, "Supplementation of L-carnitine in athletes", *Nutrition* 20, N.º 7 y 8 (julio/agosto 2004): págs. 709-15.

Eric P. Brass, "Supplemental carnitine and exercise", *American Journal of Clinical Nutrition* (agosto de 2000) 72, N.º 2: págs. 618S-23S.

K.H. Schulpis, T. Parthimos, E.D. Papakonstantinou, T. Tsakiris, N. Parthimos, A.F. Mentis y S. Tsakiris, "Evidence for the participation of the stimulated sympathetic nervous system in the regulation of carnitine blood levels of soccer players during a game", *Metabolism* 58, N.º 8 (agosto de 2009): págs. 1080-86.

M. Gacek, "Eating habits of a group of professional volleyball players", *Rocz Panstw Zakl Hig* 62, N.º 1 (2011): págs. 77-82.

A. Berg, "Vitamin supplements, protein preparations, carnitine and Co. What is the benefit for amateur athletes (interview by Dr. Ulrich Scharmer)", *MMW - Fortschritte der Medizin* 144, N.º 17 (25 de abril 2002): págs. 14.

Capítulo 18

L. Holm y J.L. Olesen, "Protein-containing nutrient supplementation following strength training enhances the effect on muscle mass, strength, and bone formation in postmenopausal women", *Journal of Applied Physiology* 105, N.º 1 (2008): págs. 274-81.
R.B. Kreider, V. Miriel y E. Bertun, "Amino Acid Supplementation and Exercise Performance: Analysis of the Proposed Ergogenic Value", *Sports Medicine* 16, N.º 3 (1993): págs. 190-209.

I. Elmadfa and B. Rupp, "Nutritional Status of Young Athletes", *Bibliotheca Nutritio et Dieta* 51 (1994): págs. 163-65.

Elizabeth Quinn, "Sports Nutrition - Protein Needs for Athletes", *About.com Sports Medicine*   (2   de   diciembre   de   2007):   págs. http://sportsmedicine.about.com/od/sportsnutrition/ a/Protein.htm.

Bill Campbell, Richard B. Kreider, Tim Ziegenfuss, Paul La Bounty, Mike Roberts, Darren Burke, Jamie Landis, Hector Lopez y Jose Antonio, "International Society of Sports Nutrition position stand: protein and exercise", *Journal of the International Society of Sports Nutrition* 4 (2007): págs. 8.

L.J.C. van Loon, A.K. Kies y W.H.M. Saris, "Protein and Protein Hydrolysates in Sports Nutrition", *IJSNEM* 17 (agosto de 2007): págs. S1-S4.

Melissa J. Benton y Pamela D. Swan, "Effect of Protein Ingestion on Energy Expenditure and Substrate Utilization After Exercise in Middle-Aged Women", *IJSNEM* 17, N.º 6 (diciembre de 2007).

Paul J. Arciero, Christopher L. Gentile, Roger Martin-Pressman, Michael J. Ormsbee, Meghan Everett, Lauren Zwicky y Christine A. Steele, "Increased Dietary Protein and Combined High Intensity Aerobic and Resistance Exercise Improves Body Fat Distribution and Cardiovascular Risk Factors", *IJSNEM* 16, N.º 4 (agosto de 2006).

John G. Seifert, Joseph Harmon y Patty DeClercq, "Protein Added to a Sports Drink Improves Fluid Retention", *IJSNEM* 16, N.º 4 (agosto de 2006).

Ryan D. Andrews, David A. MacLean y Steven E. Riechman, "Protein Intake for Skeletal Muscle Hypertrophy with Resistance Training in Seniors", *IJSNEM* 16, N.º 2 (abril de 2006).

Paolo C. Colombani, Eva M. R. Kovacs, Petra Frey-Rindova, Walter Frey, Wolfgang Langhans, Myrtha Arnold y Caspar Wenk, "Metabolic Effects of a Protein-Supplemented Carbohydrate Drink in Marathon Runners", *IJSNEM* 9, N.º 2 (junio de 1999).

Agradecimientos

Muchas personas han ayudado a hacer realidad el concepto que dio lugar a la publicación del libro *La salud es riqueza*. A cada una de las personas que participaron en la creación de este libro, queremos expresarles nuestro más sincero y humilde agradecimiento.

Gracias también a nuestros lectores, que creen que "*cuidar la salud es cuidarse a uno mismo*" y que están dispuestos a ayudarnos a transmitir nuestro mensaje de bienestar a sus familias, amigos y colegas. Escribimos *La salud es riqueza* con el fin de darles a nuestros lectores las herramientaspara que tomen el control de su bienestar y logren un cambio positivo y duradero en su calidad de vida.

Nuestro más profundo agradecimiento:

A nuestras familias y amigos por su constante apoyo en todas las etapas del desarrollo de este libro.

A nuestro socio y amigo, Dave Brubaker, cuyo espíritu emprendedor y visión para los negocios nos ayudó a lograr que este proyecto fuera un éxito.

A todo el equipo de producción y de Internet de *La salud es riqueza*: Denny Hooten, por su profesionalismo, su sentido del humor y por habernos ayudado a expandir el concepto y la marca *La salud es riqueza*. A Landon Wackerli, por haberse unido al proyecto y habernos ayudado a hacerlo realidad; a Maryanna Young, por su amistad, liderazgo y por haber dirigido este proyecto; a Shannon Tracy, por su investigación, apoyo y por habernos mantenido actualizados en los aspectos científicos de este proyecto; a Amy Meyer, por su apoyo constante, su dedicación y trabajo duro; a Hillary Hunnewell, por su compromiso para crear productos excelentes y por el gran esfuerzo que pone en todo lo que hace. Gracias a Cari Campbell por el diseño de la tapa; a Tim Vandehey, por su participación como escritor y periodista; a Nick y Betsy Zelinger, de NZ Graphics, por el diseño y la edición del contenido; a Lloyd Jassin, por el asesoramiento legal y la dirección; a Stacy Ennis, Amy Breuggemann, Morgan Barry y Kathy McIntosh, por la corrección final de este libro. Gracias a Patty Murphy y a Sandra Rea, por habernos ayudado en los comienzos de Nutrición para el rendimiento. Queremos agradecer, además, a Stephen Watts y a Kelly Antonczak, por continuar compartiendo todo lo que saben con la comunidad de *La salud es riqueza* en Internet.

¡HAGA CORRER LA VOZ!

Los libros Salud es riqueza están disponibles con un descuento por cantidad para pedidos de 10 o más copias. También ofrecemos descuentos adicionales al por mayor para pedidos de 100, 500 o 1000 copias.

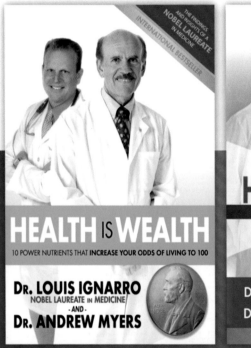

ISBN 978-0-9790229-1-3

ISBN 978-1-61389-002-8

Para obtener más información sobre nuestros descuentos para pedidos de más de 10 copias para compradores particulares, empres, instituciones educativas, asociaciones y organizaciones; llámenos al (800) 817-0018 o visite nuestro sitio web healthiswealth.net.

Para obtener más información sobre nuestros programas de descuento para revendedores, comuníquese con nuestro departame de Ventas Especiales escribiendo a lwackerli@nutragenetics.net

De los autores de
SALUD ES RIQUEZA

LLEGAN OTRAS DOS EXCELENTES OPCIONES EDUCATIVAS
PARA MEJORAR SU SALUD Y SU BIENESTAR

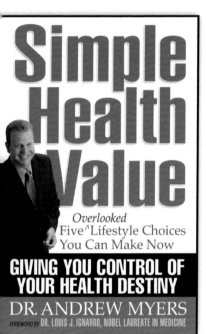

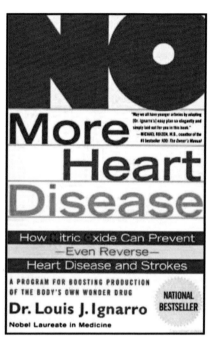

ISBN 978-0-9790229-1-6   ISBN 0-312-3358-2-2

Sobre *NO More Heart Disease,* Michael Roizen, MD, coautor del número uno
en ventas YOU: The Owner's Manual, afirma:

**"Ojalá todos podamos tener arterias más jóvenes con el
sencillo plan del Dr. Ignarro. Este libro explica en
una forma clara y elegante cómo ponernos en acción".**

Sobre *NO More Heart Disease,* Bill Sears, MD, pediatra de lo
**"Un libro indispensable y muy recomendable.
No importa lo que esté haciendo para mejorar su salud, este
libro lo ayudará a verse y sentirse de la mejor forma posible".**

Para obtener más información sobre nuestros descuentos para
pedidos de más de 10 copias para compradores particulares, empresas,
instituciones educativas, asociaciones y organizaciones; llámenos al
(800) 817-0018 o visite nuestro sitio web healthiswealth.net.

Para obtener más información sobre nuestros programas de
descuento para revendedores, comuníquese con nuestro departamento
de Ventas Especiales escribiendo a lwackerli@nutragenetics.net

HEALTH IS WEALTH.NET

- Entérese cómo participar en nuestros **sorteos mens**
- Suscríbase al **boletín Salud es riqueza.**
- Visite el **blog de los doctores** para aprender más so un estilo de vida saludable.
- Compre libros y mire **videos gratis.**
- Lea los testimonios de personas como usted que siguieron el plan.
- Envíenos sus comentarios e ideas sobre Salud es riquez
- Síganos en **Facebook** y **Twitter.**

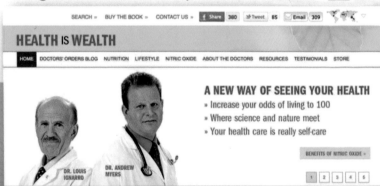

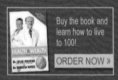

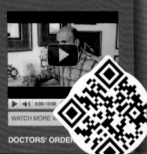

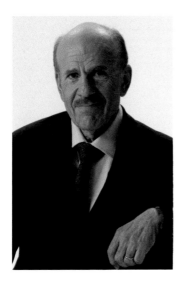

El **Dr. Ignarro** recibió el Premio Nobel de Medicina en 1998 por sus descubrimientos sobre el óxido nítrico. La investigación del Dr. Ignarro sobre el óxido nítrico y la salud cardiovascular es considerada "uno de los descubrimientos más grandes de la medicina". El Dr. Ignarro es investigador farmacológico y un distinguido profesor de Farmacología en la Facultad de Medicina de la UCLA. Además, es el autor del libro *NO More Heart Disease* que fue todo un éxito de ventas. El Dr. Ignarro ha completado 13 maratones y es un ferviente ciclista.

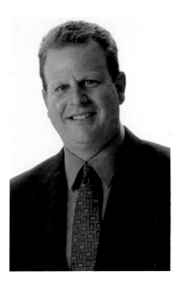

El **Dr. Myers** es un médico naturópata que se especializa en nutrición y salud preventiva. Cuenta con más de veinte años de experiencia en el campo de la medicina naturista, en áreas como el cuidado del paciente, la investigación clínica, la oratoria profesional y el desarrollo de productos. Ocupa el cargo de presidente y director científico de NutraGenetics, una compañía de desarrollo de productos global fundada por el Dr. Louis Ignarro, ganador del Premio Nobel. Además, el Dr. Myers es el autor del libro *Simple Health Value*. Es un experto maratonista y fanático de los deportes al aire libre.